中国儿童青少年视力健康发展报告

（2018—2022 年）

刘芳丽 吴 键 杨莉华 著

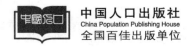

中国人口出版社
China Population Publishing House
全国百佳出版单位

图书在版编目（CIP）数据

中国儿童青少年视力健康发展报告：2018—2022 年 /
刘芳丽，吴键，杨莉华著 . -- 北京：中国人口出版社，
2024.4

ISBN 978-7-5101-8895-4

Ⅰ . ①中… Ⅱ . ①刘… ②吴… ③杨… Ⅲ . ①学生－
视力保护－研究报告－中国－2018－2022 Ⅳ . ① R77

中国版本图书馆 CIP 数据核字（2022）第 230693 号

中国儿童青少年视力健康发展报告（2018—2022 年）

ZHONGGUO ERTONG QINGSHAONIAN SHILI JIANKANG FAZHAN BAOGAO（2018—2022 NIAN）

刘芳丽　吴　键　杨莉华　著

责 任 编 辑	张宏君
装 帧 设 计	华兴嘉誉
责 任 印 制	林　鑫　任伟英
出 版 发 行	中国人口出版社
印　　　刷	北京朝阳印刷厂有限责任公司
开　　　本	710 毫米 ×1000 毫米　1/16
印　　　张	14.5
字　　　数	210 千字
版　　　次	2024 年 4 月第 1 版
印　　　次	2024 年 4 月第 1 次印刷
书　　　号	ISBN 978-7-5101-8895-4
定　　　价	68.00 元

电 子 信 箱	rkcbs@126.com
总编室电话	（010）83519392
发行部电话	（010）83510481
传　　　真	（010）83538190
地　　　址	北京市西城区广安门南街 80 号中加大厦
邮 政 编 码	100054

序

2018 年，对于我国儿童青少年视力健康，是一个具有标志性意义的年份。在这一年，教育部等八部门联合印发《综合防控儿童青少年近视实施方案》，成立联席会议机制，将我国儿童青少年视力健康状况纳入素质教育、政府绩效考核、健康中国行动计划指标体系、国家义务教育质量监测评估体系、地方政府和学校问责等，这一系列政策、举措"组合拳"的出台，标志着儿童青少年视力健康已上升为我国的国家战略，初步搭建了全国自上而下、逐级落实、多部门联动、全社会动员的儿童青少年近视防控制度体系，营造了良好的社会氛围，使得我国儿童青少年近视率上升势头得到了一定程度的遏制。经测算，2018 年全国儿童青少年总体近视率本底数据为 53.6%，经过一年的努力，2019 年降至 50.2%，下降了 3.4 个百分点，打好了开局战。

时间来到 2022 年，这一年不仅是《综合防控儿童青少年近视实施方案》印发的 5 周年，也是我国在新时代历史条件下，经历了 2020 年至 2022 年 3 年新冠疫情后，儿童青少年视力健康工作的新启航。受疫情影响，全国儿童青少年总体近视率有所反弹，分别为 2020 年的 52.7% 和 2021 年的 52.6%，相比 2018 年仅下降了 1.0 个百分点。疫情所引发的不仅是我们对近视率反弹原因的思考，更多的是进一步聚焦问题，探索破解近视防控堵点、痛点、难点的有效策略，推动我国儿童青少年视力健康事业迈向高质量发展。

我们为儿童青少年近视防控工作在 5 年间所取得的成效感到欣喜，亦为存在的不足而深思。对于一项国家战略而言，定期梳理、阶段性总结、历史性反思、持续不断地推进是一个良性循环。为达成这项艰巨任务的目标成果，亟须找到下一步改进和提升的方向。为此，我们希望通过我们的研究，达到以下几个目的：一是对我国儿童青少年近视防控工作进行阶段性的总结，梳理宝贵的经验和教训，查漏补缺，为下一步精准防控提供思路和方向；二是学习和借鉴国内外有效政策和实践，结合我国国情和区域特征，提炼推广行之有效的管理模式，提出目前存在的问题和相应的对策，推动国家和地方相关公共政策的制定，进一步提升我国近视防控水平和效果；三是基于上述研究内容，提出我国近视防控领域未来的发展趋势，为我国儿童青少年视力健康事业发展提供建议。此外，本书还试图探索"教育"如何与"近视防控"这一明显的公共卫生问题相协调的策略，让这两者在行政划分明确的同时又能交叉融合。这是一次探索，也是一个开始，我们会持续关注并深入研究此类交叉融合问题，也期待能有更多的同道同行，为提高我国儿童青少年健康水平共同努力。

本书是国内首次从教育政策和实践角度来研究我国儿童青少年视力健康，也可能是国际上首次以教育政策为主导视角（毕竟国际上流行的共识是"视力健康是一个公共卫生问题"），通过专题的方式研究特定国家、特定群体的视力健康。本书得以成形，离不开诸多专家、学者、基层教师及教育行政工作者的支持和帮助。在此，我们首先要感谢本研究的委托方教育部体育卫生与艺术教育司的信任，以科学的态度、研究的视角、长远的眼光和开放的心态支持基于教育决策服务导向的基础研究的开展。感谢湖北省、重庆市、北京市、广东省、河南省、山西省、武汉市、咸宁市、广州市、肇庆市、郑州市、洛阳市、太原市、温州市、济南市等省、市教育厅、教委、医疗机构及调研区（县）和学校给予的大力支持和帮助，使我们的调研、访谈、素材收集得以顺利完成。感谢武汉市青少年视力低下防制（预防控制）中心、温州医科大学、山东中医药大学对本研究的技术支持。感谢我们的研究团队，首先感谢吴键、李小伟老师作为项目的发起人，为调研的筹备、开展、组织、实地走访、宣传投入了大量精力和时间；其次要感谢邹筱雨、张青西、贾净、徐婷、李金凤、莫金燕等专业技术人士完成了部分基层落实情况、试点情况、疫情影响、科学技术发展等方面的内容；感谢宁英红、李红艳老师作为专家参与调研，并为此贡献了大量智慧、时间和精力；感谢教育部体育卫生与艺术教育司原一级巡视员廖文科对本研究的大力支持，不仅受邀参与调研还提出了很多宝贵建议和想法，让我们受益匪浅。本次调研还开创了一种新型模式，即"调研 + 送课到地"。由于调研组成员多为近视防控和健康教育领域的专家，在调研所到之处，我们都会尽量组织一堂面向基层学校校长和教师的近视防控主题讲座，科普专业知识、解读政策形势、分享前沿信息、答疑解惑，与各地教育工作者互相交流分享，这一形式不仅满足了当地的近视防控专项培训的需求，同时也提升了本次调研的认同感和影响力。

自 2021 年本课题由教育部"体育卫生国防艺术教育专项"委托立项以来，我们的团队进行了深入的文献研究、大量的实地调查和多轮次专家咨询，尽管为此付出了巨大努力，但由于文献、资料、数据、技术和能力水平等方面的限制，此研究仍存在许多未尽和不足之处，希望本书的出版可以起到抛砖引玉的作用，为业界同行提供思考的靶点。同时，真诚地希望本书中的谫陋之处能得到同行、读者的批评和指正，以便在后续的工作中及时改进和提高。

刘芳丽

2023 年 11 月 10 日

目录
CONTENTS

导　言　　　　　　　　　　　　　　　　　　　　　　　　　/ 001

上篇　为什么要呵护好孩子的眼睛

第一章　视力健康的重要性　　　　　　　　　　　　　　　 / 008
　　一、生命发展与视力健康　　　　　　　　　　　　　　 / 008
　　二、我国儿童青少年近视的流行情况　　　　　　　　　 / 009
　　三、我国儿童青少年近视发生发展的决定因素框架　　　 / 013

第二章　我国儿童青少年近视防控体系　　　　　　　　　　 / 030
　　一、国家近视防控体系初步建成　　　　　　　　　　　 / 030
　　二、地方政府政策配套积极推动落实　　　　　　　　　 / 039
　　三、基层学校多措并举保障政策落实　　　　　　　　　 / 043
　　四、家庭防控意识提升但仍存在薄弱环节　　　　　　　 / 047

第三章　综合防控近视生态圈　　　　　　　　　　　　　　 / 051
　　第一节　近视防控试点情况　　　　　　　　　　　　　 / 051
　　　　一、经验与举措　　　　　　　　　　　　　　　　 / 051
　　　　二、存在的问题与对策　　　　　　　　　　　　　 / 061
　　第二节　视力健康管理的理念与实务　　　　　　　　　 / 062
　　　　一、视力健康管理的内涵　　　　　　　　　　　　 / 062
　　　　二、存在的问题　　　　　　　　　　　　　　　　 / 063
　　　　三、建议与对策　　　　　　　　　　　　　　　　 / 064

第三节　教育管理与近视防控　　　　　　　　　　　　　／069

一、教育管理视角的"近视防控"　　　　　　　　　　　／069

二、存在的问题　　　　　　　　　　　　　　　　　　／073

三、对策与建议　　　　　　　　　　　　　　　　　　／075

第四节　疫情影响下的近视防控　　　　　　　　　　　　／077

一、疫情对近视防控的影响　　　　　　　　　　　　　／077

二、有效经验与举措　　　　　　　　　　　　　　　　／078

三、存在的问题　　　　　　　　　　　　　　　　　　／082

四、对策与建议　　　　　　　　　　　　　　　　　　／083

第五节　数字技术在近视防控中的运用与前景　　　　　　／083

一、数字技术的概念和价值　　　　　　　　　　　　　／084

二、数字技术在近视防控中的应用　　　　　　　　　　／085

三、近视防控数字技术应用实例　　　　　　　　　　　／086

四、未来发展趋势　　　　　　　　　　　　　　　　　／089

中篇　　国内外经验与启示

第四章　国内经验及典型案例　　　　　　　　　　　　　／092

第一节　湖北省经验　　　　　　　　　　　　　　　　　／092

一、开拓创新，健全机制　　　　　　　　　　　　　　／092

二、加大力度，落实举措　　　　　　　　　　　　　　／094

三、健全模式，树立典范　　　　　　　　　　　　　　／098

第二节　温州市经验　　　　　　　　　　　　　　　　　／099

一、建立机制，政策落地有保障　　　　　　　　　　　／100

二、先行先试，举措创新见成效　　　　　　　　　　　／101

三、温州模式，近视防控"金名片"　　　　　　　　　／104

第三节　近视防控改革试验区与试点县市区经验　　　　　／107

一、重庆市涪陵区　　　　　　　　　　　　　　　　　／107

二、湖北省咸宁市 / 113

三、山东省桓台县 / 120

第四节 近视防控试点学校经验 / 127

一、武汉市第六十四中学顺道校区 / 127

二、太原理工大学附属小学 / 136

第五节 台湾地区经验 / 142

一、策略发展 / 142

二、经验成效 / 144

第五章 部分国家和地区经验 / 145

第一节 新加坡经验 / 145

一、强化公众教育 / 146

二、普及视力筛查 / 147

三、探索创新方式 / 149

第二节 欧洲经验 / 149

一、英国 / 151

二、法国 / 151

三、德国 / 152

第三节 差异与启示 / 153

一、共同的挑战 / 153

二、东西方差异与启示 / 155

下篇   挑战、对策与发展

第六章 问题与挑战 / 162

一、近视防控目标有待完善 / 162

二、近视筛查标准有待细化 / 164

三、不同人群有待分类施策 / 166

四、近视防控配套保障有待完善 / 169

五、跨部门协作有待加强 / 171

六、科研服务决策有待提升 / 173

七、家庭近视防控宣教有待深入 / 174

第七章　对策与建议 / 176

一、改革创新，推进教育体系根本性变革 / 176

二、转变观念，由近视防控转向视力健康管理 / 179

三、完善目标，"增量""存量"两手抓 / 181

四、科研支撑，有组织科研的系列谋划 / 182

五、一体推进，学生健康全面提升 / 184

六、完善生态圈，以家长教育为核心 / 186

七、优化联动，提升近视防控跨部门合力 / 187

第八章　中国儿童青少年视力健康发展趋势 / 189

一、深化教体卫融合，一体化推进儿童青少年体质健康 / 189

二、建设学生健康管理服务大数据平台，实现智慧管理 / 190

三、驱动"新基建"提高健康服务的可及性 / 190

四、深度参与全球近视防控治理，引领国际话语权 / 191

结　语 / 192

附　录 / 193

附录1　综合防控儿童青少年近视大事记（2018—2022年）/ 194

附录2　全国学生视觉健康调研技术报告 / 207

附录3　学校近视防控开展情况座谈提纲 / 210

附录4　学生视力健康管理校长访谈提纲 / 211

附录5　学校视力健康管理工作自评问卷 / 212

附录6　学生视力健康行为调查问卷 / 215

导　言

————————◆————————

人类通过感官获取的外界信息中，视觉占 82%。可以说，眼睛是人类最重要的感觉器官，并且在我们生命的每个阶段都起着至关重要的作用。同时，眼睛也会因为先天或后天的原因发生各种各样的视觉健康问题。

在儿童青少年阶段，以"近视"为代表的视力不良症状十分普遍，并且相当数量的儿童青少年的近视症状得不到及时发现、治疗和矫正，这对正在发育成长中的儿童青少年来说，不仅会影响其学习效率、心理情感、人身安全，也可能因此而改变其职业发展轨迹。

我国近视总人数超 6 亿，儿童青少年近视情况尤为严重。最近一次（2021 年）全国视力筛查表明，我国儿童青少年总体近视率高达 52.6%，并且随着年龄的增长，近视率呈上升趋势：小学、初中、高中学生近视率分别为 35.5%、71.1% 和 81.1%。近视在我国呈现低龄化、发展快、重度化的特征。由于我国儿童近视的发病年龄越来越早，使得近视在儿童视力稳定之前有了更多的发展时间，最终的近视度数也会更高。由此，不可避免地推高高度近视患病率。病理性近视的疾病负担和成本也将随着时间的推移而持续增加。

高度近视的危害不言而喻，已有大量研究证明其与视网膜脱离、黄斑脉络膜变性、早发性白内障、青光眼及高致盲率强相关。即便是中低度近视也值得被关注，因为近视即使进行了矫正，由近视引发的对个人外貌形象、生活质量、人身安全、经济负担和心理健康等方面的影响也是不容忽视的。况且在中低度近视群体中，威胁视力健康的并发症（如近视黄斑病等）的风险始终存在。

近视对于个人而言可能被认为是一种"习以为常"的生理状态，但对于一个国家而言，如果大部分未成年人具有不同程度的近视，则不啻为一种"危机"。近视对于整个国家造成的影响，包括但不限于劳动力人口素质降低，影响国防安全、高精尖技术发展，临床服务需求增加，医疗花费增加，经济损失加大等。以医疗花费为例，在新加坡，每名 7 ～ 9 岁的近视儿童平均每年花在视力相关医疗服务上的直接费用约为 148 美元[1]；在美国，因矫正屈光误差造成的视力损害每年直接费用达 39 亿～ 72 亿美元。2012 年的一项研究推断，我国视力缺陷所带来的社会经济成本在 6842.83 亿至 6910.90 亿元人民币，占当年 GDP 的 1.32%～ 1.33%[2]，其中，视力缺陷导致的医疗费用为 424 亿～ 431 亿元人民币，配镜费用为 487 亿～ 556 亿元人民币，其他康复费用约为 11.67 亿元人民币。

视力健康损害危及国家安全的一个例证是征兵。2011 年，我国对军队陆勤人员的视力要求放宽到右眼裸眼视力 4.9，左眼裸眼视力 4.8；2014 年我国再次放宽了有关视力的标准，仅要求右眼裸眼视力不低于 4.6，左眼裸眼视力不低于 4.5。征兵视力标准一降再降，虽然短期内我们可以通过放宽征兵标准来缓解兵源需求，但从长期来看，随着我国儿童青少年近视人口规模越来越大，度数越来越深，育龄人口的生育意愿持续走低，未来将面临无视力正常者可征的局面。因此，应对儿童青少年视力健康危机也是我国实现强军梦、强国梦的内在要求。

放眼全球，近视不仅是中国所面临的问题，也是一个世界性的难题。据统计，2020 年，东亚地区近视率为 51.6%，中亚地区近视率为 24.3%，东南亚地区近视率为 46.1%，东欧地区近视率为 32.2%，中欧地区近视率为 34.6%，北美高收入地区近视率为 42.1%[3]。2016 年美国《眼科》杂

① Lim M. C., Gazzard G., Sim E. L.,et al. Direct costs of myopia in Singapore [J]. Eye, 2009, 23(5):1086–1089.

② 李玲 . 国民视觉健康报告 [M].北京：北京大学出版社，2016：118.

③ Holden B.A., et al. Global Prevalence of Myopia and High Myopia and Temporal Trends from 2000 through 2050. Ophthalmology, 2016, 123(5): 1036–1042.

志发文称，预计到 2050 年全球近视人口将增至 47.58 亿，占世界人口的 49.8%，其中 10～25 岁亚洲近视人口增长最快，并且东亚人的近视患病率是同龄白人的 2 倍多。

最受关注的仍然是儿童青少年近视问题。数据显示，美国青少年近视率约为 25.0%，英国小学毕业生近视率低于 10.0%，德国青少年近视率在 15.0% 以下。相比之下东亚年轻人的近视患病率更高，如日本 2012 年至 2017 年小学生近视率由 30.7% 上升至 32.5%，初中生近视率由 54.8% 上升至 56.3%，高中生近视的比例达到 65.0%。中国、新加坡、日本、韩国等亚洲国家的城市地区，大约 90.0% 的学生在结束所有学业时患有近视。尽管如此，在东亚以外的国家和地区，儿童青少年近视患病率也正在逐年上升[①]。有鉴于此，一些国家已将近视防控措施纳入其学校课程或积极开展学校近视防控的健康教育。

近视的核心生理变化为眼轴变长，这是由于近距离用眼过度，引起调节疲劳，造成调节滞后，从而刺激眼轴增长。眼轴一旦变长便不可逆，无法通过药物治疗或物理治疗方式恢复。近视的成因复杂，遗传因素及后天的环境因素都有可能造成近视，难以"对症下药"。因此，切实做好儿童青少年的近视预防和视力健康管理，防患于未然是近视防控的重中之重。儿童青少年视力健康管理的工作对象是儿童青少年，管理理念和手段都应围绕儿童青少年成长和发展的健康需求，也就是说，健康管理应以个体为中心，要做到"一人（或一类人）一策"：在未近视时，重点在预防；一旦发生近视，那么控制度数的加深将转变为工作的重心，以防止他们发生高度近视和相关的视力损害。在这个工作中，切忌粗放化和"一刀切"，要避免为了降低近视率，仅管理未近视人群，忽略已近视人群。

本书主要分为八个章节，第一章介绍视力健康的重要性、我国儿童青少年近视的基本情况和近视发生发展的决定因素。第二章介绍我国儿童青少年视力健康管理政策出台的背景、儿童青少年视力健康在国家战略中的定位及其发展情况，以及"国家—地方—学校—家庭"四级政策支持体系及落实举措。第三章专题研究综合防控近视生态圈中的几个问题，如近视防控试点情况，以及视力健康管理、教育管理、疫情防控、数字技术等与近视防控的关系。第四章列举我国省、市、区、校四级典型实践案例，为各地因地制宜，各具特色地开展学生视力健康管理工作提供参考。第五章分析世界上部分国家和地区儿童青少年近视治理相关经验、做法及启示。第六章评估在我国开展儿童青少年近视防控工作所面临的难题与挑战。第七章提出相应的应对策略。第八章展望我国儿童青少年视觉健康管理的未来发展趋势。

尽管本研究的着眼点在于儿童青少年近视相关教育政策的发展、实施、成效、问题与对策。然而，通过调查研究我们也发现，在一些关键点上达成社会共识可能比研究结果本身更重要。因此，我们希望能在本书显著的位置，率先提出我们在调研中的发现和倡导，并向全社会发出郑重呼吁：

- 提高全社会对儿童青少年视力健康问题严峻性的认识。
- 我国儿童青少年近视呈现低龄化、进展快、高度化的流行，由社会性、生物性构成的近端因素、中间因素和远端因素决定，而不仅仅是教育的问题。
- 将控制近视进展摆在与预防近视发生同等重要的位置。
- 倡导"20—20—2原则"，即每近距离工作（近距离工作应保持在大于30厘米的距离进行）20分钟后，凝视远处至少20秒，保证每天在户外活动2小时。
- 建议倡导"3—6—3原则"，即使用手机、电脑和电视时，眼睛到屏幕的距离标准，分别是30厘米、60厘米和3米，便于教育和传播。
- 倡导学校在各类课程设计方面尝试户外教学，增加孩子们在户外的时间。
- 警惕"50%陷阱"，即我国儿童青少年总体近视率已经并可能在未来相当长的一段时期内始终徘徊在 50%～55% 的区间。产生这一现象的最大原因在于"幼儿"关口失守。幼儿期的视力保护行为养成，应作为近视防控国家战略的"第一道关口"和"主攻方向"。

● 建立促进学生身心健康、全面发展的长效机制，将关涉儿童青少年身心发展的要素一体化推进。

● 由于生长突增和近视发展都与青春期有关，为男生和女生设定以青春期为依据的重点防控年龄范围，可能是一条重要的近视防控策略。

● 在近视筛查标准中纳入对近视高危人群和假性近视人群的界定，将及时挽救一部分孩子的视力，也是精准防控的重要手段。

● 在教育高质量发展阶段，应利用数字化手段打造高效、精准的拥有我国自主知识产权的儿童青少年健康管理系统，支撑学生体质健康一体化推进。

● 学校措施要化繁为简，关键要用好"户外活动"和"加强体育"两个武器。

● 倡导以家长为核心建构近视防控闭环。

● 公共卫生服务亟须纳入 7～18 岁群体。

附录部分主要收录了本课题组梳理完成的《综合防控儿童青少年近视大事记（2018—2022 年）》供读者检索信息使用，另外也加入了本课题组开展调研的技术报告、访谈提纲、调查问卷等工具供读者参考。

为什么要呵护好
孩子的眼睛

第一章

◆

视力健康的重要性

一、生命发展与视力健康

人有视觉、听觉、嗅觉、味觉和触觉五种感官，其中眼睛是"五官之首""心灵之窗"，具有特殊的结构与功能，是人类最重要的感觉器官。人类所感受到的外界信息中，有 80% 以上来自视觉。视力的好坏会直接影响儿童青少年的学习、生活、身心健康，以及今后的职业发展。特别是在外界信息通过非语言形式（例如手势和面部表情）传递的情况下，视觉是人们面对面交流和社会互动的最重要的桥梁。可以说，不仅我们所生活着的"世界"主要是在"视觉"能力基础上建立起来的，并且人类当代生活的方方面面都是围绕着视觉进行安排的[①]。

从出生的那一刻起，视觉对于人类发育便至关重要。对婴儿而言，通过视觉辨认自己的父母、家庭成员和照护者并回应他们，有助于认知和社会化发展，以及活动、协调和平衡能力的提高[②]。

从幼儿期到青春期，视觉使人能够随时随地获得学习材料，并且

---

① Desrosiers J., Wanet-Defalque M.C., Temisjian K., et al. Participation in daily activities and social roles of older adults with visual impairment. Disability and Rehabilitation. 2009;31(15): 1227-1234.

② Warren D. Blindness and children: an individual differences approach. Cambridge University Press. 1994.

对于受教育水平也至关重要 ①。视觉有助于社交技能的发展，可增进友谊、增强自尊心并保持幸福感 ②。视觉对于参加体育运动和社交活动也很重要。这两种活动对于身体发育、身心健康、个人认同和社会化至关重要。

成年之后，视觉有助于人们加入劳动队伍，创造经济收益并获得认同感。视觉还有助于参与其他许许多多离不开视力的生活领域，例如娱乐活动、文化活动等。

到了生命后期，视觉帮助维护社交联系和个人生存的独立性，并有助于控制其他病症 ③。视觉还有助于维护精神健康和良好情绪，视力良好者这两项水平都更高 ④。

二、我国儿童青少年近视的流行情况

我国最新一次（2021 年）全国儿童青少年视力监测，覆盖全国所有省份，共 358 个地市，1763 个区（县），3966 所幼儿园和 9861 所中小学校。共调查了 408.7 万名学生，其中幼儿园大班（6 岁）儿童 25.9 万人，小学生 197.9 万人，初中生 97.9 万人，高中生 87.0 万人。监测结果具体如下。

---

① Toledo C.C., Paiva A.P., Camilo G.B.,et al. Early detection of visual impairment and its relation to academic performance. Revista da Associacao Medica Brasileira (1992). 2010,56(4): 415–419.

② Rainey L., Elsman E.B.M., van Nispen R.M.A., et al. Comprehending the impact of low vision on the lives of children and adolescents: a qualitative approach. Quality of life research: an international journal of quality of life aspects of treatment, care and rehabilitation. 2016,25(10): 2633–2643.

③ Court H., McLean G., Guthrie B., et al. Visual impairment is associated with physical and mental comorbidities in older adults: a cross–sectional study. BMC medicine. 2014,12:181.

④ Heesterbeek T.J., van der Aa H.P.A., van Rens G., et al. The incidence and predictors of depressive and anxiety symptoms in older adults with vision impairment: a longitudinal prospective cohort study. Ophthalmic & Physiological Optics. 2017,37(4):385–398.

（一）总体近视率

2021年儿童青少年总体近视率为52.6%（男生49.2%，女生56.2%），全国波动范围在31.9%～60.9%。2021年儿童青少年总体近视率比2020年（52.7%）下降了0.1个百分点，比2018年（53.6%）下降了1.0个百分点，见图1-1。有18个省份的近视率高于全国平均水平，主要集中在中东部地区，近视率最高的5个省份分别为上海、江苏、山西、甘肃和山东。

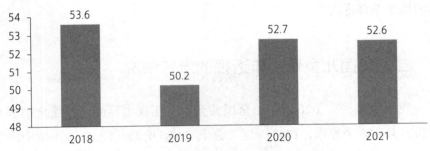

图1-1　2018—2021年全国儿童青少年总体近视率（%）

数据来源：教育部公告数据，课题组整理制图。

（二）不同学段近视率

2021年幼儿园大班（6岁）儿童近视率为13.5%，全国波动范围在8.6%～23.7%。除浙江（9.3%）和湖北（8.6%）外，其他省份均超过10%。2021年6岁儿童近视率比2020年仍下降了0.8个百分点。2021年小学、初中、高中学生近视率分别为35.5%、71.1%和81.1%，见图1-2。小学一年级到六年级学生近视率从12.3%增长到59.9%，年级环比增长速度波动范围在16.8%～54.3%，三年级达到增速高峰。

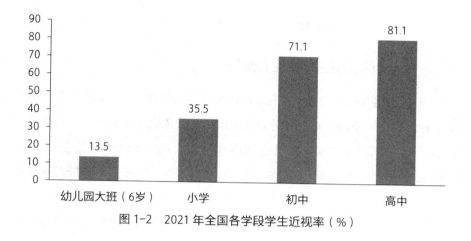

图 1-2 2021 年全国各学段学生近视率（%）

（三）不同区域近视情况

城市儿童青少年近视率高于乡村（城市 56.1%，乡村 49.3%）。乡村学生近视率呈增长趋势。与 2020 年相比，2021 年乡村学生近视率上升了 0.8 个百分点，其中小学生和初中生近视率分别上涨了 0.5 和 1.5 个百分点；城市儿童青少年近视率与 2020 年和 2018 年相比，分别下降了 0.4 和 0.7 个百分点。除高中生略有增长外，其他学段均呈下降趋势。乡村学生近视率上升趋势不可忽视，应及时关注并采取应对措施。

地区差异呈现东高西低态势，东部、东北、中部、西部地区近视率分别为 55.0%、54.5%、52.7% 和 49.0%。东部地区初、高中学生近视率在全国处于最高水平，东北地区小学生近视率最高。东部和东北部近视增速高峰在小学二年级，年级环比增长率分别为 60.1% 和 61.0%；中部和西部增速高峰在小学三年级，年级环比增长率分别为 55.7% 和 53.6%。

（四）近视程度构成情况

2021 年儿童青少年近视人群中，轻度、中度、高度近视的构成比分别为 54.3%、36.3% 和 9.5%。随着年龄增长，高度近视构成比迅速提高，幼儿园大班、小学、初中和高中近视学生中，高度近视构成比分别为

1.5%、2.7%、9.0% 和 16.9%。

（五）近视防控目标完成情况

与 2020 年相比，2021 年有 11 个省份达到年度防控目标要求。其中高发省份 3 个（下降 1.0 个百分点），低发省份 8 个（下降 0.5 个百分点）；有 21 个省份未完成年度防控目标，13 个省份近视率出现不同程度的反弹，且有 10 个省份近视率高出 2018 年本省基线水平，仅有 3 个省份近视率连续 3 年持续下降。

与 2018 年相比，2021 年分别有 3 个高发省份（下降 3.0 个百分点）和 9 个低发省份（下降 1.5 个百分点）完成了防控目标。

对照《综合防控儿童青少年近视实施方案》（以下简称《实施方案》）要求，距离达到 2030 年近视控制性目标，即 6 岁儿童近视率控制在 3%，小学 28%，初中 60%，高中 70%，还存在相当大的差距，防控形势严峻，见图 1-3。

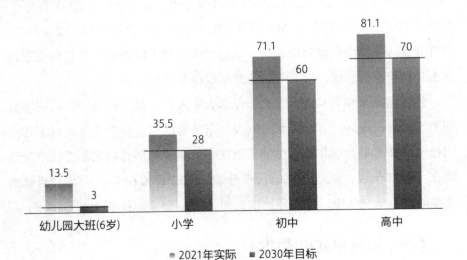

图 1-3　2021 年全国中小学近视防控目标完成情况（%）

三、我国儿童青少年近视发生发展的决定因素框架

儿童青少年近视在我国呈现低龄化、进展快、高度化的流行，其决定因素，不仅仅是来自遗传等生物学因素，其背后更多的是来自社会文化方面的影响。因此，我们在 Benjamin Seet 等于 2001 年提出的近视眼进展因素框架基础上，在分析了我国具体国情和各因素对我国儿童青少年近视发生发展的影响性条件下，将各因素归纳整理为近端因素、中间因素和远端因素三类，梳理形成我国儿童青少年近视发展决定因素框架。近端因素，指的是直接环境中与客体的持续相互作用；远端因素，指的是由影响近端过程的形式与质量的环境维度组成的因素；中间因素是介于以上两者之间的"社会性—生物性"交互因素，也包括远端因素通过中间介导能够对近端因素产生效应的一类因素，见图 1-4。

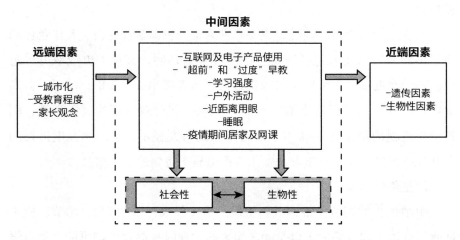

图 1-4 我国儿童青少年近视发生发展的决定因素框架

（一）近端因素

近视发生发展的近端因素主要包括近视的遗传因素和生物性因素。

1. 遗传因素

近视是由遗传因素和环境因素之间复杂的相互作用引起的。具有明显遗传起源的低度近视，可以在没有暴露于风险因素的情况下显现出来。近视在病因学上是异质的，迄今为止，已经确定了600多个屈光和近视的基因位点[①]。对近视遗传率的估计，各类研究给出的结论各不相同，但大多数都很高。单基因和多基因风险评分表明，高基因风险人群患近视的风险是低基因风险人群的40倍[②]。如果子女遗传到父母的近视易感基因，子代尽管并不一定患近视，但在外部环境或因素的影响下，相对更容易罹患近视。即在同样的环境条件下，同样都是看书、写字、玩手机，遗传了父母近视易感基因的孩子比没有携带近视易感基因的孩子更容易近视或近视度数更高。因此，子女近视与父母近视显著相关，特别是高度近视遗传风险极高。

高度近视的遗传倾向性，主要表现为常染色体显性遗传、常染色体隐性遗传和X连锁隐性遗传三种。医学界普遍认同，父母一方或双方患近视，其子女近视患病率要比父母视力均正常者高出2～3倍；父母一方高度近视，其子女近视概率增加40%～60%；父母双方都为高度近视，则其子女近视的概率在90%以上。近年来的研究显示，全球患高度近视的人群日益增多，这也意味着新生儿近视患病率将会进一步增高。

2. 生物性因素

眼睛生长的调节异常、巩膜组织异常（如成纤维细胞）、调节反应不良或不准确（调节滞后）以及随之而来的远视时视网膜模糊可能会刺激眼

[①] Hysi P.G., Choquet H., Khawaja A.P., et al. Meta-analysis of 542,934 subjects of European ancestry identifies new genes and mechanisms predisposing to refractive error and myopia. Nat Genet 2020, 52: 401–407.

[②] Tedja M.S., Haarman A.E.G., Meester-Smoor M.A., et al. IMI-myopia genetics report. Invest Ophthalmol Vis Sci. 2019, 60: 89–105.

轴生长。这些不良的生物性反应也是造成近视的原因。研究发现近视的发生和发展与调节—会聚 / 调节（accommodation-convergence/accommodation，AC/A）反应比值的升高有关，并且这个现象在近视发生之前就可以观察到 [①]。也因此，AC/A 比值的增加被视为近视发生的预测因素 [②]。

（二）中间因素

1. 互联网及电子产品使用

我国儿童青少年首次接触互联网的年龄逐渐低龄化，接触电子产品的年龄也在逐渐降低。根据共青团中央维护青少年权益部、中国互联网络信息中心联合发布的《2021 年全国未成年人互联网使用情况研究报告》显示，截至 2022 年 6 月，我国未成年网民达 1.91 亿人 [③]，未成年人互联网普及率高达 96.8%，远高于全国整体水平。

网络已成为未成年人成长发展过程中不可分割的一部分。未成年人上网时长与学业、年级、视力健康状况密切相关，且普遍存在周中上网时间短、周末上网时间长的现象。换言之，其中存在家长对孩子上网约束性不强的可能性。其中，小学生上网时长控制在 1 小时以内的周中达 56%，周末达 47.5%。高中生出于课业原因，周中从不上网的比例最高，达 27.9%，周末、节假日上网时长为 3 个小时以上的比例高达 33.6%。周末、节假日上网小学生比例最低，为 30.5%。

新冠疫情期间，各地陆续推出网络授课模式，线上课堂成为未成年人学习的一种重要方式，这进一步增加了儿童青少年使用电子产品及上网的时间，互联网及其终端设备已经深度融入未成年人的生活学习当中。

---

① Mutti D.O., Mitchell L., Hayes J.R., et al. Accommodation lag before and after the onset of myopia. Invest Ophthtlmol Vis Sci 2006,47: 837–846.

② Mutti D.O., Mitchell G.L., Jones-Jordan L.A., et al. The response AC/A ratio before and after the onset of myopia. Invest Ophthalmol Vis Sci 2017, 58: 1594–1602.

③ 共青团中央维护青少年权益部，中国互联网络信息中心（CNNIC）.《2021 年全国未成年人互联网使用情况研究报告》.［2022-11-30］(2023-09-19) https://www.cnnic.cn/NMediaFile/2022/1201/MAIN1669871621762HOSKOXCEP1.pdf.

相关调研数据显示，疫情期间分别有 48.4% 的小学生和 72.4% 的初中生平均每天使用电子设备的时间超过 4 小时①。未成年人运用互联网形式多元，但主要集中在学习和娱乐两方面，其中学习内容主要包括网络课堂（14.5%）和写作业 / 查资料（36.4%）；看视频和听音乐仍是未成年人主要的上网目的，分别占 47.5% 和 40.1%。初中生玩游戏比例最高，达 30.1%；高中生进行网络社交活动，如聊天的比例为 41.2%，高于小学生和初中生。

通过对比 2017 年、2020 年和 2021 年中国未成年人触网年龄发现，7 岁以前儿童首次接触网络比例在 2020 年达到最高点，而在 2021 年呈现一定的下降趋势，见图 1-5。其原因可能与疫情期间，教育部门对家长持续强化的近视防控的宣传教育有关。

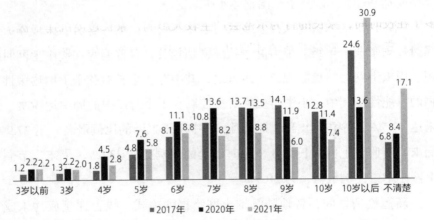

图 1-5　2017 年、2020 年和 2021 年我国未成年人首次接触网络年龄比例（%）

资料来源：根据中国社科院《青少年蓝皮书：中国未成年人互联网运用报告（2020）》《青少年蓝皮书：中国未成年人互联网运用报告（2022）》数据，课题组自主绘制。

① 国家统计局上海调查总队.《疫情期间大中小学生状况调研报告：初中篇》（2020 年 4 月）.

2021 年的数据显示，10 岁之前开始接触互联网的儿童占比为 44.6%，其中，有 21.6% 的儿童在 7 岁之前就接触了互联网，城市儿童的这一比例为 26.4%，乡村为 12.2%。更有甚者，有 2.7% 的城市儿童在 3 岁以前就已经接触过互联网，6 岁的城市儿童首次接触网络率达 10.5%[①]。

儿童青少年能够认识到互联网的利弊两面性，超过半数的儿童青少年认为运用互联网会导致自己运动时间变少，36.7% 的学生表示视力下降快。

与此同时，家长也认为长时间使用电子产品是孩子近视的主要原因。一方面，孩子学习、生活基本都要用到电子产品，特别是在疫情暴发期间，孩子上网课时需要一直使用手机 / 平板电脑等。由于家长忙于工作，无法一直看管孩子，孩子在不上课时也可能继续使用电子产品玩游戏、看视频，造成用眼疲劳，进而发展为近视。另一方面，大部分学生在家时间多于在校时间，家长的行为示范会产生较大影响，家长过度沉迷手机，刷视频、玩游戏、聊微信，会引发儿童青少年的模仿行为，如家长不加制止，甚至把电子产品当作"电子保姆"会更加危害孩子的身心健康。

2. "超前"和"过度"早教

孩子的视力发育是一个随着年龄发展的"正视化"过程，即视力从"远视状态"逐步发育为"正视状态"，一旦孩子过早、过近、过度用眼导致视力过度发育，那么就会进一步从"正视状态"发展到"近视状态"。近年来，小学新生近视率不断攀升，且小学生近视率通常在 3 ～ 4 年级突增。这一现象的发生提示孩子可能过早开始了与其年龄不符的过度学习，也就是我们通常所说的"早教抢跑"或"幼儿园小学化"。

"如果你的孩子降生第三天开始教育，那么就迟了两天。"苏联著名生理心理学家巴甫洛夫的这句话被许多父母奉为圭臬。调研中，有家长无奈地表示："如果你身边的家长都将自己的孩子送去培训，而你的孩子闲在家里，你的心里会觉得很慌。"这正是众多儿童早教机构期待的消费市场。

---

① 方勇，季为民，沈杰 . 中国未成年人互联网运用报告（2022）［M］. 北京：社会科学文献出版社，2022：35，88.

一组消费者调查机构公布的数据深刻诠释了这个行业所蕴含的巨大潜力。这项针对北京、上海、西安、成都、广州五城市的调查结果显示，这些城市儿童的月消费额已超过了 39 亿元。城市儿童消费在家庭总支出当中所占比例超过 33% 的已占到家庭总数的 90%，其份额已构成了家庭消费不可忽视的重要组成部分。与行业规模不相称的是，目前我国的早教方式还处于"婴儿期"，仍在起步摸索阶段，并且为迎合家长培养"天才"儿童的需求已显露出诸多急功近利的问题，一是无视孩子认知发展规律过早、过小、过度刺激，很多家长认为在孩子很小的时候就要给他们安排各种才艺专业化培养，包括语言、文字、算术、艺术等。但过度刺激不仅不会使孩子如家长期待的那样全盘吸收，反而会导致孩子过分紧张焦虑，产生对学习的逆反心理；二是教育内容不科学，有些早教机构或家长在进行早期教育时，并没有根据孩子的年龄和发展阶段来确定适合他们的学习内容和学习方法，这样做不仅浪费时间和金钱，还可能对孩子造成身心伤害；三是偏重记忆力训练，有些家长认为只要训练孩子的记忆力就可以提高他们的智商水平。但这种认识是片面的，因为智商不仅仅取决于记忆力，还包括思维能力、创造力等多方面的因素。正如美国教育家布克梅尼斯特·富勒所说"所有的孩子生来都是天才，但大多数孩子的天资在他生命的最初 6 年里就被磨灭了"。

有调查显示，6 岁以下幼儿的校外培训参培时长以 2 小时内居多，中小学生的校外培训参培时长多在 2～4 小时。孩子们从幼儿期就开始看书、识字、弹琴、作画、下棋，线下课加线上课，校内课加校外课，孩子很少有休息的时间，更别提适时地放松眼睛。不少幼儿园小学化已蔚然成风，家长又课外加码，导致孩子从小用眼过度，早早戴上了眼镜。未来等待孩子的将不仅仅是逐渐变厚的眼镜，还有消耗殆尽的学习热情、更易发生的眼部疾病和交通道路安全隐患等，近视低龄化将严重挤压后续学校近视防控的时间和空间。这些影响足以抵消早教"抢跑"的优势，最终得不偿失。

为遏制这种不理性的教育趋势，我国已颁布多项政策举措，如"五项管理""减负""校外培训监管"等，对学习行为科学引导，对校外培训立规定则，旨在加强监管，使校外培训成为学校教育的有益补充，而不是取代学校教育，最大限度地消除影响幼儿身体功能发展、身高体重增长、视力健康、心理健康的一切不良因素。

3. 学习强度

研究表明，在儿童青少年发育过程中，近视率、学习强度和学习成绩之间存在相关关系，即学习强度越高、学习成绩越好，往往预示着更高的近视率[1]。在新加坡近视风险因素队列研究中，学业成绩和智商得分似乎都与新加坡儿童的近视独立相关，且与每周阅读的书籍相比，非语言智商可能是近视的一个更强的风险因素[2]。在超过一百万的以色列青少年样本中，认知功能的语言和非语言成分都与近视密切相关[3]。

那么，是否因此就可以得出"教育质量越高、受教育水平越高的地区，近视率越高"的结论呢？不尽然。这个问题可以从被誉为"教育界世界杯"的国际学生评估项目（Programme for International Student Assessment, PISA）测试结果中找到答案。PISA 是经济合作与发展组织（OECD）发起的面向全球的 15 岁学生阅读、数学、科学等能力评价研究项目。从 2000 年起，每 3 年进行一次测评。在 PISA 2015 的测评中，中国（北京、上海、江苏和广东）、新加坡、日本、韩国、中国台北，同时也是全球近视率较高的地区的成绩在所有测试领域的排名中均名列前茅，然而，一些近视患病率较低的国家同时也是世界公认的教育强国，如芬兰、加拿大和澳大利亚，也占据着各项测试榜单的前列。这些国家历年来在 PISA 赛场上都有着傲人的成绩。这表明 PISA 中的教育质量、学生能力与近视流行并没有必然联系。原因可能是多方面的，特别是教育理念，值

---

① French A.N., Ashby R.S., Morgan I.G., et al. 2013a. Time outdoors and the prevention of myopia. Exp. Eye Res. 114: 58–68.

② Saw S.M., Tan S.B., Fung D., et al. IQ and the association with myopia in children. Invest Ophthalmol Vis Sci. 2004, 45: 2943–2948.

③ Megreli J., Barak A., Bez M., et al. Association of myopia with cognitive function among one million adolescents.BMC Public Health 2020, 20: 647.

得我们反思。

4. 户外活动

近年来，流行病学证据已将暴露在户外的时长确定为近视的关键环境决定因素[1]。在新加坡和澳大利亚儿童中，在户外度过较多的总时间与较少的近视相关，与室内活动、阅读和参与体育活动无关。对新加坡和悉尼的华裔儿童进行的比较研究也发现，户外活动对不同种族的儿童的视力具有无差别的保护作用[2]。澳大利亚国立大学的伊恩·摩根（Ian Morgan）根据流行病学研究估计，儿童每天需要在至少10000勒克斯（Lux）的光照水平下度过大约3个小时才能防止近视[3]。每周户外活动时间增加1小时，近视患病率降低2%[4]。而东亚和东南亚经济较好国家的儿童在户外的时间始终比澳大利亚或美国的儿童少得多[5]。

有调查表明，目前我国儿童青少年每天的户外活动时长平均为54.9分钟，且14～17岁的中学生每天户外运动时长仅能达到44.9分钟；2021年的全国儿童青少年视力监测发现，有六成的学生每天户外活动时间不足2小时。多项调查结果显示，我国儿童青少年户外活动时间均远低于《综合防控儿童青少年近视实施方案》提出的"在家时每天接触户外自然光的时间达60分钟以上""在校时每天1小时以上体育活动时间"。

近70年来，儿童青少年生活方式已经发生急剧改变，户外活动的减少与日益激烈的学习竞争形成了鲜明的对比。借鉴同样"内卷"的邻国日

---

① You Q.S., Wu L.J., Duan J.L., et al. 2014. Prevalence of myopia in school children in greater Beijing: the Beijing Childhood Eye Study. Acta Ophthalmol. 92: 398–406.

② Rose K.A., Morgan I.G. Myopia, lifestyle, and schooling in students of Chinese ethnicity in Singapore and Sydney. Arch Ophthalmol 2008,126:527–530.

③ Morgan I.G.What public policies should be developed to deal with the epidemic of myopia? Optom Vis Sci,2016,93(9):1058–1060.

④ Sherwin J.C., Reacher M.H., Keogh R.H., et al. The association between time spent outdoors and myopia in children and adolescents: a systematic review and meta–analysis. Ophthalmology. 2012 Oct;119(10):2141–51.

⑤ He M., Xiang F., Zeng Y., et al. 2015. Effect of Time Spent Outdoors at School on the Development of Myopia Among Children in China: A Randomized Clinical Trial. JAMA 314: 1142–1148.

本的一项历史纵向研究：1955 年，男孩在户外玩耍的时间是 3.2 小时 / 天，女孩是 2.3 小时 / 天；1975 年男孩是 1.8 小时 / 天，女孩是 1.0 小时 / 天；1995 年，男女生合并统计总体户外活动时间仅 37 分钟 / 天，如果分学段统计"白天的户外活动时间"，则会得到小学生平均约为 41 分钟 / 天，初中生约为 17 分钟 / 天，高中生平均约为 11 分钟 / 天的结论。此外，约 30% 的小学生，约 70% 的初中生和约 80% 的高中生根本没有在户外玩耍或运动。由此可见，户外活动的减少不是个别学校、个别地区的选择，而可能是整个社会系统性"设计"的结果，涉及学校教学管理、家庭教育规划、场地设施可及性及学生自主意愿等诸多因素。扭转"户外活动少"的现状，从根本上，还是需要首先厘清对我们需要"培养什么样的人"这一内涵的正确定义并取得全社会高度共识。否则，相关政策难以落实，现状难以改善。

5. 近距离用眼

近距离用眼容易造成眼睛动态调节功能不佳。研究表明，眼睛是动态管理眼轴轴长和光焦度的；如果这种自动的动态调节过程控制不佳，眼睛就会被不成比例地拉长，造成轴性近视[1]。有调查发现，我国五成以上儿童青少年的用眼距离及用眼时长未达到护眼标准。《2020 疫情期间影响儿童青少年近视发生发展的用眼行为及视觉环境大数据报告》（以下简称《报告》）指出，学生平均用眼距离为 34.3cm，较以前有一定程度的改善；但仍有超过三成的学生用眼距离低于推荐的 33cm，其中有 8.3% 的学生更是低于 20cm。

近距离用眼持续时长也会对视力健康产生不良影响。有研究表明，近距离工作时间越长，近视的概率越高[2]。疫情期间，儿童青少年平均每天的用眼时长超过 4 小时。其中，有超过七成的学生平均每天用眼时间超过

① Leo S.W., Young T.L. An evidence-based update on myopia and interventions to retard its progression. J AAPOS. 2011,15(2):181–189.

② Wu L.J.,Wang Y.X.,You Q.S.,et al. Risk factors of myopic shift among primary school children in Beijing, China:A prospective study. Int J Med Sci, 2015,12(8):633–638.

2 小时，六成以上的学生平均每天的用眼时间超过 3 小时。在单次连续用眼时长方面，超过七成的学生单次连续用眼时间超过 45 分钟，更有超过四成的学生单次连续用眼时间在 2 小时以上。

阅读环境的光照值也是影响近视发生发展的重要外部环境因素。《报告》显示，有超过四成的学生白天阅读环境光照低于推荐值（入眼光照度达到 125Lux 及以上，相应的室内光照度在 300Lux 上下），更有近九成学生的夜晚阅读环境光照低于推荐值。

家长也认同不良用眼习惯是孩子近视发生的主要原因。但是，家长多认为孩子的日常习惯主要依靠自我规范，家长或老师更多起到的是提醒作用，无法实现实时监控和干预，因此，孩子的不良用眼习惯一旦形成就难以纠正，很可能发展成为近视。

6. 睡眠

生物学和人群实验表明，儿童青少年视力不良与睡眠不足正相关 [1][2][3]。其可能的原因是睡眠是大脑和身体进行修复的重要过程，睡眠不足会导致眼表和泪液系统功能障碍，产生干眼；扰乱人体的昼夜节律，使眼睛无法得到足够的放松和恢复，并且促进眼球异常生长和屈光不正；使眼压持续升高，导致房水和玻璃体的液体流通不畅，无法排出眼中的废弃物，提高近视的风险；还会对眼睛的血液循环产生负面影响，导致供氧不足，进一步加剧眼睛的疲劳、干涩和其他视觉问题，久而久之使视力每况愈下。而在充足且高质量的睡眠中，眼部肌肉可以得到充分的放松和休息，提高血液循环，帮助眼部组织获得足够的氧气和营养物质。

① Li S., Tang L., Zhou J., et al. Sleep deprivation induces corneal epithelial progenitor cell over-expansion through disruption of redox homeostasis in the tear film [J]. Stem cell reports, 2022, 17(6):1507-1508.DOI:10.1016/j.stemcr.2022.05.007.

② 夏志伟，王路，赵海，等. 北京市 2017—2018 学年中小学生视力不良及影响因素分析 [J]. 中国学校卫生，2018, 39(12):4.

③ 齐险峰. 学龄前儿童视力筛查结果及视力异常影响因素分析 [J]. 临床医学，2019 (5):3.

我国儿童青少年睡眠情况不容乐观，睡眠时长严重不足，且随着年龄的增长有逐渐下降的趋势。《2019中国青少年儿童睡眠指数白皮书》指出，中国6～17岁的青少年儿童中，超六成睡眠时间不足8小时，睡眠时长的年龄差异显著。报告从睡眠时长、睡眠障碍、醒后状态三个维度评估我国青少年儿童的睡眠状况，结果显示，13～17岁的青少年中，睡眠不足8小时的比例高达81.2%，而在6～12岁的青少年儿童中，这一比例为32.2%。儿童青少年长期睡眠不足会导致诸多健康问题，特别是在青少年青春期后期表现最为明显，睡眠长期不足会增加情绪、行为、认知、社交和身体健康方面的风险，对视力健康也不利。

为此，我国教育部于2021年1至4月，先后印发了5个专门通知，对中小学生手机、睡眠、读物、作业、体质管理作出规定，明确小学生每天睡眠时间应达到10小时，初中生应达到9小时，高中生应达到8小时。2021年5月，国务院教育督导委员会办公室印发《关于组织责任督学进行"五项管理"督导的通知》专门对包括睡眠在内的五项工作进行督导。要求学校对督导结果及时整改，对整改不到位的，及时进行通报、约谈；对违反规定造成不良后果的，要追究相关负责人责任，国家针对儿童青少年健康风险的管控力度前所未有。

7. 疫情期间居家及网课

自2018年起实施《全国综合防控儿童青少年近视实施方案》以来，取得了良好的效果，2019年近视率由2018年的53.6%降低到50.2%，降低了3.4个百分点。但2020年受到突如其来的新冠疫情影响，教育部推行了全国范围内的远程网课教学政策，提出"停课不停教、不停学"以保障学生居家继续接受教育。短时间内，国家在全国范围内组织建立了22个省级在线网络学习平台和1个电视频道（中国教育电视台），以及省市、学校自有的教育资源平台和地方电视台作为补充。相关网上学习资源在国家网络云课堂公开，可通过电脑、手机、平板等设备下载，支持孩子居家在线学习。

由于近距离用眼及电子视屏时间过长容易导致孩子近视，教育部

2020年组织开展了对9个省的14532名中小学生在疫情期间视力受到影响的一项抽样调查。与2019年底的报告结果相比，6个月间，小学生近视率上升了15.2%，初中生近视率上升了8.2%，高中生近视率上升了3.8%，最终2020年总体近视率反弹至52.7%。2021年仍延续了一段时间的网课，学生的生活方式和用眼行为连同近视率也并没有发生过多变化，维持在52.6%。疫情期间网课影响导致学生近视率反弹，明确网课是如何影响近视发生、发展的，对于后续应对类似疫情这种"黑天鹅"事件显得尤为重要：

（1）网课时间过长。73%的学生报告在疫情期间需要上网课，未报告上网课者主要为幼儿园的幼儿。虽然一节课被限制在15～20分钟，但因为所有的课程都是网络资源，所以他们往往需要连续进行几小时的屏幕学习。由于每天观看数小时的教学视频或电子屏幕，特别是小学生，可能加剧学生近视程度。

（2）幼儿过早接触电子产品。幼儿年纪小，不能独立学习，教育部也禁止对他们进行线上教学。但是，一方面为了保持教育的延续性，幼儿园教师会通过QQ和微信群给家长分享游戏、安全教育视频、互动活动等相关育儿材料，家长也会用平板电脑等终端电子设备播放给孩子看；另一方面，在家长忙于家务和工作时，也会主动将手机、平板、电视等交给孩子自己看，在缺少家长的监控干预下，幼儿很难自主控制使用电子产品的时间和"安全"距离，不会自主休息，造成用眼过度。

（3）网课间隙不能有效放松。在调查中，尽管报告每节网课之间休息时长为5、10、15分钟不等，但84.6%的学生报告不一定能做到在课间对眼睛进行有效放松、休息和远眺等护眼行为。眼部疲劳会持续累积，影响视力。

（4）健康提醒不足。调研中51.2%的老师会经常提醒和纠正孩子的读写坐姿，但仍分别有33.3%和15.5%的教师承认自己只是偶尔提醒或从未提醒过孩子正确的读写姿态。家长也认为读写姿态不正确是孩子近视的主要原因之一。但是，家长无法时时刻刻贴身监控，大多要依靠孩子自觉，家长只是偶尔提醒。

（5）近视防控教育低效。为适应居家生活和防疫，在线课程普遍注重普及防疫知识、公共安全教育、心理健康等方面的知识内容。92.7% 的受访教师认为学校针对疫情期间近视防控开展了相关教育，具体教育主题见图 1-6。然而，教育效果并未充分显现，可能与教育内容的专业性、教育对象的针对性和教育方式是否生动活泼等方面有关。

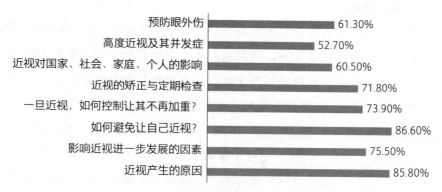

图 1-6　新冠疫情期间学校开展的近视防控健康教育（%）

数据来源：调研组调查结果。

（三）远端因素

远端因素指的是由影响近端过程的形式与质量的环境维度因素，或是远端因素通过中间介导能够对近端因素产生效应的一类因素。影响近视的远端因素主要包括城市化、受教育程度、家长观念等。

1. 城市化

人们很容易忽略的是远端因素对近视造成的重要影响。新加坡的一份报告指出，居住环境与视力降低有关。澳大利亚和新加坡都是有许多华裔居住的国家，但即使在同样的华裔家庭中，居住在新加坡的人比在澳大利亚的人更容易发生近视。因为新加坡有许多高层塔楼公寓，一些专家认为像塔楼公寓这样的环境可能会影响人们视野的开阔，进而影响视力。

我国东中西部城市化水平、人口密度均存在较大差异。人口密度高的地方，往往相对缺乏大型开放的公共空间，人们习惯了"从门到门"的室内生活，儿童青少年近视率也随之呈现出"东高西低"、城市孩子近视率高于农村孩子的特征。但目前随着我国城镇化进程的加快及其他社会经济原因的推动，我国农村孩子近视率增速已超过城市孩子。

2. 受教育程度

当今社会，工作生活节奏不断加快，竞争广泛程度加大、竞争激烈程度加剧、竞争常态演化加速。我国向来注重开发人力资源以服务于知识经济，因此，在决定职业选择和发展时非常强调个人的受教育水平。

近视的流行与教育机会的伴生效果是惊人的[1]。在以日本、韩国为代表的东亚和以新加坡为代表的东南亚等经济相对发达、教育水平相对较高的国家，在17～18岁完成中学教育的儿童青少年中，近视患病率为80%～90%[2]，相比之下，在许多发达的西方国家中，近视患病率仅为20%～40%[3]；在世界上其他教育不甚发达的地区，儿童青少年的近视率通常低于5%～10%[4][5]。一些研究认为，受教育机会与获得近视的概率几乎是相一致的，即接受教育的儿童近视概率增加，不接受教育的儿童近视概率较低。这个结论与此前广泛传播的信息形成鲜明对比，即作为身体发育过程的一部分，儿童随着年龄的增长自然变得更加容易近视。此外，东亚和东南亚的近视发展速度似乎也更高于世界其他地区，尤其是在年轻人群

---

①　Ian G., Morgan, et al. The epidemics of myopia: Aetiology and prevention [J].PROGRESS IN RETINAL AND EYE RESEARCH, 2018, 62:134-149.

②　Morgan I.G., Onho-Matsui K., Saw S. M., 2012. Myopia. Lancet 379: 1739-1748.

③　Cumberland P. M., Bao Y., Hysi P. G., et al. 2015. Frequency and distribution of refractive error in adult life: Methodology and findings of the UK Biobank Study. PLoS One 10:e0139780.

④　Soler M., Anera R.G., Castro J.J., et al. 2015. Prevalence of refractive errors in children in Equatorial Guinea. Optom. Vis. Sci. 92: 53-58.

⑤　Casson R. J., Kahawita S., Kong A., et al. 2012. Exceptionally low prevalence of refractive error and visual impairment in schoolchildren from Lao People's Democratic Republic. Ophthalmology 119: 2021-2027.

体中 [1]。

受教育程度对近视发生发展的影响还表现为，在成人群体中近视和受教育年限之间的联系，通常受教育年限越长，近视率越高 [2]。还有一些证据表明，遗传因素与教育会对近视风险产生交互作用。在整个受教育阶段，近视患病率呈明显上升趋势，这表明多年教育可能会产生累加效应。这种联系也能反映出许多其他相关因素的状况，比如更多的近距离工作和更少的户外活动。受教育程度往往是智力水平的一个指标，近视和智力背后具有共同的遗传—社会学因素，如社会经济地位、孕产妇营养等。可以说，近视是人类社会高度发展不可避免的产物之一。在几乎所有探索近视成因的研究中，在不同种族背景的人群中，教育程度越高的人越容易发生近视。学校教育导致近视增加的趋势在几乎所有主要人群中都有记录，这几乎成为了人类社会的一个共同特征。

3. 家长观念

经过 5 年来不断的宣传教育，家长对近视防控的认知已逐步提升，但监测发现，仍有部分家长对儿童青少年近视防控工作的重要性还缺乏足够认识。首先，表现在家长对孩子的学业加码上，学生课业负担过重，有34.3% 的中小学生课后写作业时间或读书时间超过国家相关要求，30.0%的学生家长因作业或课外补习班要求学生减少课外活动时间；其次，家长缺乏对孩子健康用眼习惯的正确培养，导致孩子用眼习惯不佳，逐步发展为视力不良；最后，父母对孩子视力健康关注度不高，学习等事项的安排往往优先于孩子的视力健康，孩子视力问题得不到及时发现、管理和矫正，有 12.1% 的中小学生在过去一年未接受过视力检查，许多孩子直到发展为近视，父母才发现，但为时已晚；在有些地区，在需要佩戴光学矫正眼镜的儿童中仅 15%～25% 能够戴上眼镜。部分儿童不能够佩戴眼镜的

① Donovan L., Sankaridurg P., Ho A., et al. 2012b. Myopia progression rates in urban children wearing single-vision spectacles. Optom. Vis. Sci. 89: 27–32.

② Mirshahi A., Ponto K.A., Hoehn R., et al. 2014. Myopia and level of education: results from the Gutenberg Health Study. Ophthalmology 121: 2047–2052.

原因与家长的观念直接相关。家长因考虑眼镜费用负担、担心佩戴眼镜会损害孩子视力、对孩子的近视程度缺乏了解等原因，使得他们放弃给孩子佩戴眼镜。

有调查表明，家长关注孩子视觉健康的起始年龄一般为5岁。事实上，学界长期以来呼吁对于视力健康管理的正确做法是：早发现、早诊断、早治疗。从新生儿阶段就应当开始关注孩子的视觉健康，在孩子出生时即进行眼病筛查，在3岁时开始做第一次眼科检查，在儿童青少年时期定期进行检查。使得孩子一旦发生视力问题即可及时发现、干预和治疗，减少因为视力损伤而导致的对孩子一生的不良影响。家长目前对孩子视觉健康的关注和开展行动的时点较为滞后，应前移至幼儿阶段。

家长对于发现孩子视力问题后，是否选择配镜、什么时候配镜、矫正视力的方式上存在较大差异。有研究表明，经过近些年来的科普，家长在发现孩子视力问题后，马上配镜者占多数，但由于家长对孩子何时该配镜、该配什么镜以及每种镜的矫正原理等知识缺乏认识，仍会导致家长存在无法指导孩子正确戴镜、没有及时监测、拖延配镜、矫正度数不足和不能及时为孩子换镜等问题。同时，仍有部分家长存在错误的观念，认为孩子一旦戴上眼镜，就再也摘不掉，因而不给孩子及时配眼镜或即使配了眼镜也不让孩子一直戴，而是"看不清"的时候才戴。有的家长认为做眼部激光手术可以使近视痊愈，因而对近视不良后果不以为然；有的家长则认为用近视交换学习成绩是"等价交换"甚至"物有所值"，不一而足。

除配镜外，家长主要通过规范孩子日常行为及饮食补充的方式进行近视防控。家长认为孩子产生视力健康问题的原因主要是不良用眼习惯、电子产品使用过多，因此，在防控近视时，也主要对这两方面进行干预。然而，家长对户外活动的作用知之甚少，或是由于给孩子在学习上不断加码，严重挤压了孩子的每日户外活动时间，致使最经济、有效的防控方式不能很好地加以利用。

由于家长普遍缺乏相关知识，无法分辨各类信息的真实性及有效性，可能带孩子盲目尝试一些非法产品，参与一些"医疗骗局"，延误了孩子矫治的时机，或将孩子的近视弄"假"成"真"。

除上述影响因素外，实验和流行病学研究表明，饮食、心理、社会经济地位和地理位置等也是已知的影响近视的因素。

通过对"近视发生发展决定因素框架"的介绍，相信读者对我国儿童青少年近视发生发展的原因和影响因素已经有了一定的了解，那么，开展"精准"防控就是要针对每一个因素进行排查，对确有负面影响的因素应采取积极有效的措施，改善甚至扭转其作用的方向。这些因素往往具有复杂性并且极具多维度的张力，不是一种力量，一种声音就可以解决的。为此，我国建立了自上而下、多部门协同的儿童青少年近视防控体系，旨在合力破解近视防控难题。

第二章

◆

我国儿童青少年近视防控体系

如前所述，近视防控已上升为国家战略，我国综合防控儿童青少年近视已初步建成"国家—地方—学校—学生—家庭"五级防控体系，形成了"学生—家庭—学校—医疗机构—政府"五维闭环生态。其具体构成如下。

一、国家近视防控体系初步建成

（一）党和国家领导的指示批示精神

习近平总书记早在2018年9月10日全国教育大会上指出："现在，全社会都关心青少年身体素质，青少年体质健康水平仍是学生素质的短板，'小胖墩''小眼镜'越来越多。前不久，我就我国学生近视呈高发、低龄化趋势问题作了批示。这个问题严重影响孩子们的身心健康，学校和全社会要行动起来，共同呵护好孩子们的眼睛，让他们拥有一个光明的未来。"① 习近平总书记所指的"批示"是在2018年8月就有关报刊刊载的《中国学生近视高发亟待干预》作出的："我国学生近视呈现高发、低龄化趋势，严重影响孩子们的身心健康，这是一个关系国家和民族未来的大问题，必须高度重视，不能任其发展。有关方面要结合深化教育改革，拿出有效的综合防治方案，并督促各地区、各有关部门抓好落实。全社会

---

① 习近平. 习近平著作选读（第二卷）[M].北京：人民出版社，2023.

都要行动起来，共同呵护好孩子的眼睛，让他们拥有一个光明的未来。"①
2020年4月21日，习近平总书记来到陕西省安康市平利县老县镇考察调研。在镇中心小学，习近平总书记走进五年级1班的课堂，亲切询问孩子们的学习和生活情况。习近平总书记再次强调："现在孩子普遍眼镜化，这是我的隐忧。"2020年9月18日，习近平总书记来到湖南省郴州市汝城县文明瑶族乡第一片小学调研。习近平总书记嘱咐同学们"保护好眼睛啊"。

（二）政府各相关部门协同联动

根据党和国家领导的指示批示精神，教育部、国家卫生健康委员会等部门，相继出台文件落实儿童青少年近视防控工作，综合防控儿童青少年近视联席会议成员单位也从最初发起的八部门，增至十五部门。其主要协同机制和内容如下。

1. 明确工作目标

2018年8月30日，教育部、国家卫生健康委员会等八部门联合印发《综合防控儿童青少年近视实施方案》（教体艺〔2018〕3号）（以下简称《实施方案》），提出了儿童青少年近视防控的具体目标：到2023年，力争实现全国儿童青少年总体近视率在2018年的基础上每年降低0.5个百分点以上，近视高发省份每年降低1个百分点以上；到2030年，实现全国儿童青少年新发近视率明显下降，儿童青少年视力健康整体水平显著提升，6岁儿童近视率控制在3%左右，小学生近视率下降到38%以下，初中生近视率下降到60%以下，高中阶段学生近视率下降到70%以下，国家学生体质健康标准达标优秀率在25%以上。《实施方案》明确了家庭、学校、医疗卫生机构、学生四方责任，要求相关部门承担相应职责、开展相关行动。2018年11月26日，教育部等八部门印发《〈综合防控儿童青少年近视实施方案〉重点任务分工方案》（教体艺函〔2018〕13号）的通

---

① 习近平.论党的青年工作［M］.北京：中央文献出版社，2022.

知，进一步明确部门职责，加强组织领导，确保实现上述工作目标。

2. 建立会商机制

2019 年 5 月 31 日，教育部会同国家卫生健康委员会等八部门根据《教育部关于建立全国综合防控儿童青少年近视工作联席会议机制的函》，建立全国综合防控儿童青少年近视工作联席会议机制。联席会议依据《全国综合防控儿童青少年近视工作联席会议机制工作职责和议事规则》，领导全国综合防控儿童青少年近视工作，研究决定全国综合防控儿童青少年近视工作的宏观指导、统筹协调、综合管理、重大政策调查研究和督促检查等事项。

3. 压实地方责任

2019 年，经国务院授权，教育部、国家卫生健康委员会与各省级人民政府签订《全面加强儿童青少年近视防控工作责任书》（以下简称《责任书》），地方各级人民政府逐级签订《责任书》。责任书中明确了各省（区、市）人民政府负责本地区儿童青少年近视防控措施的落实，主要负责同志要亲自抓；将儿童青少年近视防控工作、总体近视率和体质健康状况纳入政府绩效考核；将视力健康纳入素质教育；将儿童青少年身心健康、课业负担等纳入国家义务教育质量监测评估体系；对儿童青少年体质健康水平连续 3 年下降的地方政府和学校依法依规予以问责。

4. 完善考评机制

2020 年 8 月 5 日，教育部、国家卫生健康委员会、国家体育总局联合印发《全国综合防控儿童青少年近视工作评议考核办法（试行）》（教体艺〔2020〕4 号），制定评议考核办法，在国家卫生健康委员会、教育部核实各地 2018 年儿童青少年近视率的基础上，从 2019 年起，每年开展各省（区、市）人民政府儿童青少年近视防控工作评议考核，结果向社会公布。截至 2023 年 5 月，教育部、国家卫生健康委员会、国家体育总局、国家市场监管总局已联合开展并公布了 2019 年、2020 年两次评议考核结果，并以函件（《关于反馈 2019 年度全国综合防控儿童青少年近视工作评议考核情况的函》《关于反馈 2020 年度全国综合防控儿童青少年近视工作评议考核情况的函》）的形式向各省级人民政府反馈相应年度全国综合防控儿童青少年近视工作评议考核情况。

5. 组建宣教队伍

2019 年 6 月 27 日，教育部办公厅印发《关于公布全国综合防控儿童青少年近视专家宣讲团组成人员名单的通知》（教体艺厅函〔2019〕43 号）公布遴选产生的首批 86 名近视防控宣讲专家名单。2022 年 2 月 23 日教育部印发《关于加强综合防控儿童青少年近视宣讲工作的通知》（教体艺厅函〔2022〕6 号），公布 227 名第二届全国儿童青少年近视防控宣讲团成员名单和 50 所全国大学生近视防控宣讲团联盟成员学校名单，积极推进近视防控宣讲工作。2021 年 3 月 8 日，国家卫生健康委员会办公厅印发《关于成立国家儿童青少年视力健康管理专家咨询委员会的通知》（国卫办疾控函〔2021〕122 号），组织专业力量为儿童青少年视力健康管理工作提供咨询和专业指导，探索、发现和推荐视力健康适宜技术和典型经验，开展近视防控科普宣传等。

6. 探索先行先试

教育部分别于 2018 年、2020 年和 2022 年分 3 批认定 200 个全国儿童青少年近视防控试点县（市、区）、63 个改革试验区。教育部及时总结推广近视防控改革试验区、试点县（市、区）在完善近视防控体制机制、加强视力健康教育、推进视力监测建档等 10 个方面的 36 项典型经验做法。2022 年，教育部还批复在山东省设立首个全国儿童青少年近视防控省级改革示范区。

7. 推动重点工作

2021 年 4 月 28 日，教育部等十五部门联合印发《儿童青少年近视防控光明行动工作方案（2021—2025 年）》（教体艺厅函〔2021〕19 号），提出了具体的工作目标、主要任务和保障措施，以便克服新冠疫情的影响，健全完善儿童青少年近视防控体系，如期实现《实施方案》为 2030 年各项目标任务奠定基础。2022 年 3 月 31 日，教育部办公厅印发《2022 年全国综合防控儿童青少年近视重点工作计划》（教体艺厅函〔2022〕14 号），坚持切实增强合力、部门分工协作的原则，系统谋划和推进新时代儿童青少年近视防控工作，明确重点任务、责任部门和完成期限等，确保按时完成年度评议考核、近视率核定等儿童青少年近视防控工作主要任务。2023年3月30日，教育部印发《2023年全国综合防控儿童青少年近视重点工作计划》（教体艺厅函〔2023〕10号），全面部署年度全国综合防控儿童青少年近视重点工作计划，明确各部际联席会议成员单位工作职责。

8. 合力支持保障

2018年12月28日，教育部等九部门印发《中小学生减负措施的通知》（教基〔2018〕26号），规范学校办学行为，严格校外培训机构管理，督促家庭履行教育监护责任，从源头上落实义务教育阶段学生近视防控举措。2019年3月25日，国家卫生健康委员会联合教育部开展2019年托幼机构、校外培训机构、学校采光照明"双随机"抽检。2019年3月26日，国家卫生健康委员会等六部门联合印发《关于进一步规范儿童青少年近视矫正工作切实加强监管的通知》（国卫办监督发〔2019〕11号），规范近视矫正行业。2022年2月10日，教育部联合国家卫生健康委员会、国家市场监管总局印发《关于进一步规范校园视力检测与近视防控相关服务工作的通知》（教体艺厅函〔2022〕4号），切实维护儿童青少年的健康和权益。

9. 严控网络游戏

2021年8月30日，国家新闻出版署印发《关于进一步严格管理切实防止未成年人沉迷网络游戏的通知》（国新出发〔2021〕14号）加强行业自律，防止未成年人沉迷网络游戏，切实保护未成年人身心健康。2021年10月20日，教育部、中宣部、中央网信办、工信部、公安部、国家市场监管总局等部门联合印发《关于进一步加强预防中小学生沉迷网络游戏管理工作的通知》（教基厅函〔2021〕41号），对网络游戏企业向未成年人用户提供网络游戏服务的时段、时长等进行明确规定。探索实施适龄提示制度。要求网络游戏企业在游戏网页标明适合不同年龄段用户的提示，推动制定具体标准规范。

10. 监测动态变化

2018 年 10 月 25 日，国家卫生健康委员会、教育部、财政部联合印发《关于开展 2018 年儿童青少年近视调查工作的通知（国卫办疾控函〔2018〕932 号》），核实各地 2018 年儿童青少年近视率。教育部于 2021 年、2022 年分别印发《关于做好中小学生定期视力监测主要信息报送工作的通知》，要求中小学校每年需开展 2 次视力监测并上报，掌握学生视力状况动态变化，按标准配备校医、视力监测检查设备，运用信息技术加强学龄期学生的建档、日常动态监管等工作，积极推动学龄前与学龄期视力健康档案一体化管理。

《实施方案》印发以来，一系列举措的出台，标志着我国已初步建成儿童青少年近视防控制度体系，营造了良好的社会氛围，提升了社会共识，我国儿童青少年近视率上升势头也得到了一定程度的遏制，落实习近平总书记指示批示的各项举措初见成效。

（三）多措并举推进政策落实

1. 加大财政投入

2019 年，财政部、教育部新增全国儿童青少年近视防控工作专项经费 1680 万元。中央财政安排基本公共卫生服务补助资金 559.24 亿元，支持儿童青少年眼保健和视力检查等基本公共卫生服务项目。2022 年，中央财政安排义务教育薄弱环节改善与能力提升资金 300 亿元，改善普通高中学校办学条件补助资金 70 亿元，现代职业教育质量提升计划资金 302.58 亿元。

2. 强化学科建设

教育部支持高校自主设置近视防控相关学科。2018 年，全国高职学校设置眼视光技术专业点 69 个，招生 4800 余人，较 2017 年增加 23%。2019 年，31 所高校增设眼视光医学、眼视光学、健康服务与管理等专业。面向本科临床医学类、中西医结合类专业学生开展眼科学相关课程，面向公共卫生与预防医学类专业学生，开展健康教育、儿童青少年健康等课程。2019 年，发布眼视光技术等高等职业学校专业教学标准，明确人才培养目标、课程设置，提高培养质量。2022 年，支持 2 所高校增设眼视光学专业，支持 2 所高校增设眼视光医学专业，支持 13 所高校增设健康服务与管理专业。目前，全国高等医学院校共开设眼视光学专业点 39 个，眼视光医学专业点 28 个，健康服务与管理专业点 136 个，支持北京大学、四川大学等高校在临床医学一级学科下自主设置眼科学、眼视光学等二级学科点，为近视防控、视力健康管理提供有力的人才支撑。2022 年 6 月，教育部印发《关于公布 2021 年度国家级和省级一流本科专业建设点名单的通知》，认定眼视光医学国家级一流专业 1 个、省级一流专业 7 个，眼视光学国家级一流专业 3 个、省级一流专业 3 个。截至 2023 年 5 月 23 日，共认定眼视光医学国家级一流专业 2 个、省级一流专业 10 个，眼视光学国家级一流专业 4 个、省级一流专业 14 个，健康服务与管理省级一流专业 3 个，引领带动相关专业建设水平整体提升。2023 年上半年，全国建设住培眼科专业基地 407 个，下达计划招收培养眼科专业住院医师 2000 余人（含专硕），国家级眼科专业继续医学教育培训项目累计培训 2 万余人，有力提升了在岗医务人员近视防控技能水平。

5 年来，教育部支持 39 所高校开设眼视光学本科专业、136 所高校开设健康服务与管理本科专业，支持高校自主设置眼视光学等 109 个二级学科或交叉学科，在高职学校设置眼视光技术等专业点 300 余个，增加各类人才供给。

3. 夯实理论支撑

2019 年，在教育部人文社会科学研究项目中设立"中国儿童青少年久坐行为特征及其与近视的关系研究"等 40 余项课题，深化青少年视力健康研究。加强实证研究，立项支持高校承担《学生电子屏教学应用诱发近视的多中心试验研究》，利用科学研究成果指导近视防控。深化平台建设，推进眼视光学和视觉科学国家重点实验室、眼科学国家重点实验室建设，认定教育部首批省部共建眼视光行业产业协同创新中心，提升协同创新能力。2022 年教育部设立"公共卫生法治体系研究"作为教育部哲学社会科学研究重大课题攻关项目和"健康中国背景下城乡接合地区儿童青少年健康促进的体医融合模式研究"等 10 项教育部人文社会科学研究一般项目，加强对"学校、家庭、个人综合防控中小学生近视的体育锻炼路径研究"等 3 项既有项目管理，产出系列高质量研究成果，为综合防控儿童青少年近视工作提供了理论基础和学理支撑。

4. 推广示范引领

截至 2023 年 5 月，教育部已建设 46 个全国儿童青少年近视防控改革试验区和 142 个试点县（市、区），以起到示范引领作用。2022 年 7 月 25 日，教育部印发《关于遴选 2022 年全国儿童青少年近视防控基地的通知》（教体艺厅函〔2022〕33 号），促进近视防控公共服务能力和质量的提升。2022 年 5 月 18 日，教育部印发《全国儿童青少年近视防控试点县（市、区）经验做法推广清单》的通知（教体艺厅函〔2022〕26 号），梳理总结 142 个全国儿童青少年近视防控试点县（市、区）在完善近视防控体制机制、加强视力健康教育、推进视力监测建档、强化体育锻炼和户外活动、改善视觉环境、强化"双减"落实、带动家长参与、加强防控队伍和专业机构建设、开展综合干预试点、强化监督考核等 10 个方面 36 项可复制可推广的改革举措和经验做法供各地参考。

5. 研制标准规范

2019 年 10 月，国家卫生健康委员会组织制定《儿童青少年近视防控适宜技术指南》，科学规范开展近视防控工作，并于 2021 年 10 月发布更新版。2021 年 2 月 20 日，国家卫生健康委员会印发强制性国家标准《儿童青少年学习用品近视防控卫生要求》（GB40070—2021），要求于 2022 年 3 月 1 日起正式实施。指导教育信息技术标准委员会组织专家团队研制《信息化教学环境视听技术规范》（T/CAET 001—2022），并于 2022 年 6 月 1 日发布，于 2022 年 8 月 1 日起正式实施，其中规定了各级各类学校信息化教学环境中影响视觉、听觉健康的建筑物理设计和系统配置要求。

6. 提升专业技术力量

人力资源和社会保障部、国家卫生健康委员会、教育部研究推进卫生系列职称制度改革，统筹考虑中小学和高校校医等专业技术人才的实际工作内容和工作特点，以职业属性和岗位需求为基础，修订完善职称评价标准。高校保健教师、健康教育教师参加高校自主开展的职称评审。在"国培计划"示范项目中设置体育与健康培训等项目，2018年培养1000余名"种子"教师，带动区域内教师提升体育与健康教育教学能力。

7. 严控网络管理

中央宣传部按总量控制、精准调控、提高门槛的原则，加强游戏前置审批管理，2019年上半年游戏版号大幅下降。严控未成年人使用时段和时长。

8. 拓展宣传阵地

教育部自2018年起至今已连续开展6年近视防控宣传教育月活动，连续多年开展"爱眼日"宣传教育活动，营造近视防控宣传教育氛围，培育视力健康文化。在2019年，将近视防控作为2019年"师生健康中国健康"主题健康教育活动重要内容。在教育部门户网站建设近视防控专题网页，发布相关部门近视防控推进情况、省级实施方案印发情况、地方和学校典型经验、视力保护系列普及微课和近视防控系列公益动漫。在全国妇联的推动下，各级妇联组织依托41万个城乡社区家长学校、4万多个网络新媒体平台，充分发挥297个全国家庭教育创新实践基地作用，通过多种方式普及近视防控等家庭教育知识，引导广大家长注重孩子视力保护，增强近视防控意识，帮助孩子养成良好用眼习惯。

9. 加强督导考核

把义务教育阶段学生近视率、体质健康、学校教室照明卫生标准化建设、开足开齐体育与健康课程等，作为评估认定全国义务教育发展基本均衡和优质均衡县的重要内容。将儿童青少年身心健康、课业负担纳入国家义务教育质量监测体系。以视力测查为重点，对全国义务教育阶段四年级、八年级学生开展体育与健康抽样监测。2018年，331个县（市、区）11万余名四年级学生和近8万名八年级学生参加体育现场测试和问卷调查。实施重点调研。2019年开展新一轮5年一次的全国学生体质健康调研与监测，把视力作为重点监测项目。

二、地方政府政策配套积极推动落实

（一）签署责任书

2019 年 5 月，教育部、国家卫生健康委员会与北京、天津、河北、山西、内蒙古、辽宁、黑龙江、江苏、福建、江西、河南、湖北、海南、重庆、贵州、云南、陕西、甘肃、青海、宁夏、新疆、新疆生产建设兵团首批签订《全国加强儿童青少年近视防控工作责任书》（以下简称"责任书"）。2019 年 9 月与安徽、广东、广西、湖南、吉林、山东、上海、四川、西藏、浙江签署"责任书"。

（二）出台配套政策

全国 31 个省份和新疆生产建设兵团全部出台省级近视防控实施方案，确定防控目标。省级政府与县（市、区）级人民政府逐级签订责任书，明确工作任务、职责。印发专门文件、出台相关条例、实施近视防控计划，明确了各地儿童青少年近视防控的总体目标、重点任务和推进措施。推动落实近视防控中的科普、宣教、技术标准、督导、检查、考核、监测、试点等系列工作。

（三）加大财政投入力度

各地各级政府为支持儿童青少年近视防控软硬件升级，不断加大条件保障投入力度。以山东省为例，自 2018 年以来，累计投资 248.14 亿元，为 3233 所薄弱学校改造升级采光照明条件。投入专项资金 9.06 亿元，为 13.51 万间教室安装护眼灯，配置护眼黑板 11.83 万台、可调节课桌椅 162.11 万套，惠及中小学生 600 万余人。省级财政每年投入 1000 万元资金，支持 10 个近视防控试点县（市、区）和 100 所近视防控试点校。海南省近三年来，累计投入 1.1 亿元，采购可升降课桌椅 46.6 万套，实现全省中小学可升降课桌椅全覆盖。2022 年为全省中小学分区域配备 418 套视力监测设备，培训 3257 名校医等工作人员。2022 年以来，累计投入 1.5 亿元用于改造 1 万余间中学教室照明，推动实现全省中学教室全部达到采光和照明卫生标准。湖北省武汉市 5 年来共计投入 5.05 亿元专项资金。其中，改造 361 所学校 1.72 万间教室视觉环境，实现全市中小学教室采光照明达标；更新可升降课桌椅 35.7 万套。温州市投入校园视觉环境改造经费 3.33 亿元，完成教室灯光改造 2.78 万间，置换可调节课桌椅 46.1 万套，配置护眼交互式多媒体 0.85 万台。

（四）健全管理考核机制

各省分别成立由省级多部门组成的近视防控联席会议机制或领导小组统筹协同推进，明确部门责任，印发省级近视防控实施方案，分层推进，强化属地责任，加强地市级、县区级政府部门和学校对近视防控的重视程度。成立多学科专家组成的近视防控工作专家组，科学指导各地近视防控工作。

建立以儿童青少年为主体，学校、教师、家长、社区支持配合，多部门参与的儿童青少年近视防控管理和工作模式，做到教体医结合、幼小衔接，多方协同，深度合作，共同推进儿童青少年近视防控工作。近视防控实现了由政府主导推动，一级抓一级，层层抓落实的良好局面。各地出台省级实施方案、明确部门责任、确定防控目标、统筹协同推进。"政府主导、部门协同、学校与医疗机构落实、社会参与"的近视防控工作格局基本确立。

强化督导考核，将儿童青少年近视防控水平纳入对省级以下各级政府履行教育职责评价指标，作为教育督导的重要内容，倒逼防控责任落实。山东省将儿童青少年近视防控纳入教育督导问责事项，提出"近视率连续两年上升的，对市、县（市、区）人民政府在履行教育职责评价中降低一个等次"要求，对近视率连续两年上升的市进行全省通报。四川省将"近视防控"全面纳入"健康四川"考核评估体系，对市（州）政府履行教育职责评价，将各市（州）中小学生近视率纳入卫生健康白皮书。

（五）推进改革试验试点

教育部积极推进改革试验试点，三批共遴选建设全国儿童青少年近视防控试点县（市、区）200 个、全国儿童青少年近视防控改革试验区和示范区 63 个，举办全国儿童青少年近视防控改革试验区建设专题研讨活动，交流研讨经验做法，持续加强部署推进。各地不断强化全国近视防控试点县（区）和改革试验区建设，开展省级试点工作，建设防控中心、试验基地、示范学校、优秀单位和个人等，不断培树近视防控工作先进典型。

（六）形成综合防控工作模式

各地全面落实责任，瞄准完善体系、完成指标、深化成果等目标，着力构建政府主导、部门合作、专家指导、家校协同、社会参与的"五位一体"综合防控近视新体系，围绕"教知识""管行为""防发生""控加深"四大方针，组织实施组织架构网格化、专家资源优质化、资质评估规范化、检测建档标准化、近视防控模式化、考核体系数字化、防控效果精准化等管理标准，建立以教育部门为主导、卫生健康部门技术支持、学校为阵地的市、区、校三级管理责任机制，由学校、专业机构（医疗机构）、社区、家庭组成近视防控四级联动机制，明确各自职责，落实和推动近视防控相关工作。

（七）加强宣教力度

在教育部先后成立两届由专家、教育部门负责人、校（园）长、家长组成的全国综合防控儿童青少年近视宣讲团的影响下，全国各地也纷纷成立省级甚至市级综合防控儿童青少年近视宣讲团，开展集体备课与在线研讨，发挥各自所长，切实加强视力健康宣传教育。各地每年积极开展"爱眼日"、近视防控宣教月主题活动，积极发挥校园教育主阵地作用，动员社会共同呵护儿童青少年眼健康。比如，湖南省各部门结合自身特点和优势积极开展近视防控宣传教育，省体育局走进中小学推荐普及近视防控运动处方，全省各级疾控中心走进社区、走进学校，面对面为儿童青少年及家长带去近视防控健康知识。陕西省建立陕西防近网，通过网站及时宣传国家近视防控的标准规范，推送近视防控专家课堂和各地经验做法，展示各地各校近视防控活动，营造"比学赶超"氛围。

（八）提升儿童眼健康服务水平

按照《实施方案》《光明行动》和《关于做好中小学定期视力监测主要信息报送工作的通知》要求，各地积极落实每学期2次视力监测制度，印发通知规范校园视力监测与近视防控相关工作，并要求各地各校严控技术质量，完善学生视力档案，及时尽早发现视力问题。吉林省定期组织专家对全省各地进行了督导检查，现场提出监测和干预工作中发现的具体问题，给予具体指导意见。湖北省、浙江省等多个地区运用智能化监测手段，推进学校自主监测，完善视力健康档案。江西省、新疆维吾尔自治区等多地的0～6岁儿童眼保健和视力筛查覆盖率达90%以上，数据随学籍入校。北京市全面提高儿童眼保健服务水平，开展0～6岁儿童眼保健和视力检查工作，强化托幼机构儿童近视防控责任，搭建转诊网络，坚持近视防控关口前移。武汉市设立区级学生视力健康管理工作站，建成"市—区—校"三级视力健康管理服务网络。上海市成立区级视觉健康中心，初步形成覆盖"市—区—社区"三级的视觉健康预防干预网络和规范诊治网络。浙江省将0～6岁儿童近视防控纳入基本公共卫生服务项目并进行考核，强化防控目标。

（九）加强近视防控人才培养培训

教育部举办9期共820余名省、市、县三级教育部门负责人、中小学校长、幼儿园园长、校医等参加近视防控专题研讨班，推动政策要求逐级精准落实到基层和学校。北京市借助"云上妇幼"项目，开发儿童健康服务家庭端，加强区级妇幼保健业务管理人员、基层医疗卫生机构医务人员和托幼机构卫生保健人员培训，全面提高儿童眼保健人员的服务水平。河南省多所高校开设有眼视光医学、眼视光学、健康服务与管理等 8 个相关专业，全省建立了综合防控儿童青少年近视工作专家库，加强眼视光人才培养。宁夏回族自治区通过购买服务、临时聘用、医教联合体等方式，招聘专职学校卫生技术人员，完善校医职称评审制度，将校医纳入基层卫生专业技术人才，参评高级职称降低考试合格分数线，将一线实践工作能力作为重点考核内容，有效解决学校卫生技术人员招不来、留不住的问题。

（十）创新工作举措

5 年来，各地大胆创新，因地制宜推动本地儿童青少年近视防控政策落实。各地将儿童青少年近视防控工作作为市人民政府民生实事，纳入社会发展规划及政府年度工作计划，实施政府领航、健康知识进学校、视力监测、建档立卡、阳光体育、环境优化、作业革命、课后服务、改革创新、视力健康干预试点、视力健康师资培训等多项有力举措，精准防控，抓出实效。

运用大数据、人工智能、多学科决策等先进技术和理念实施精准防控，提升防控效果。此外，各地多措并举有序推进制定近视防控政策、不断健全组织领导体制、持续完善科学防控标准体系、大力提升科普宣传教育效果。

三、基层学校多措并举保障政策落实

学校是儿童青少年眼健康教育的主阵地，5 年来，各地和学校着力在减轻课业负担、加强体育锻炼、科学规范使用电子产品、改善视觉环境、定期视力监测、建立视力档案、普及健康知识等方面下功夫，综合防控措施得到明显加强。学生视力健康知识知晓率、学生用眼行为改进率、视觉环境条件达标率、学生体质健康标准达标测试优良率都有不同程度的提高。

（一）优化学校政策与领导力，建立学校防近管理机制

每个学校的近视防控管理制度都有自己的独到之处。武汉市硚口区各学校创建学生视力健康智慧化管理校长工作室，形成校长牵头，班主任具体负责，学生自主管理，组建红领巾服务队、学生监督岗等。武汉市红领巾学校详细拆分近视防控工作安排，形成每日、每周、每月、每学期"爱眼四部曲"——每日爱眼：读写姿势要正确、课间远眺要坚持，两操（眼保健操、课间广播体操）阳光一小时；每周爱眼：完成爱眼作业，评价用眼习惯；每月爱眼：班级护眼工作评比，爱眼心得交流，爱眼故事分享；每学期爱眼：一次视力监测、一堂视力健康课程、一次教室健康视觉环节监测、一次家长交流会、一次爱眼护眼专刊、一次学校爱眼护眼特色活动。

（二）落实"双减"政策，保证学生更长的户外活动和睡眠时间

按照《关于全面加强和改进新时代学校体育工作的意见》《教育部等五部门关于全面加强和改进新时代学校卫生与健康教育工作的意见》和《关于进一步减轻义务教育阶段学生作业负担和校外培训负担的意见》，各地通过开展特色体育课、举办趣味体育活动等推动地方和学校落实学生每天1小时校内体育活动，引导学生放学后进行1～2小时户外活动。要求坚持健康第一的教育理念，把全面提升学生健康素养纳入高质量教育体系，作为学校教育的重要目标和评价标准。要求全面压减作业总量和时长，减轻学生过重作业负担。坚持从严治理，全面规范校外培训行为。武汉市第六十四中学顺道校区（初中）科学布置作业，提高教师作业设计质量，减少机械性重复练习，提出"整齐划一最无效，利用大数据思维，只练易错、常错题"的个体化作业布置方式，让每位学生在轻松驾驭作业量的同时保证睡眠时长，学业成绩取得长足进步。河北省将高中体育科目纳

入高中学业水平测试或高考综合评价体系。重庆珊瑚鲁能小学保证学生每天 3 小时的体育活动，其中学校 2 小时，家庭 1 小时，每周 4 节体育与健康课。洛阳市新安县新城实验学校利用校园足球的开展推动学生近视防控工作，增加学生户外活动时间，运动中伴随的远眺可以放松眼肌。重庆市涪陵区第十四中学（初中）将上午上学时间推迟至 8 点，下午 6 点放学，中午安排 30 分钟午休，保证学生睡眠充足。

（三）组建专业卫生力量，保证学生健康工作顺利推进

学生的健康离不开专业卫生力量的保驾护航。受多重因素影响，全国许多中小学校还没能配足配齐校医，然而，一些地方敢于开拓创新，妥善解决了校医不足的问题。重庆市涪陵区第十四中学（初中）全校配备 3 名专职健康教育教师，1 名专职校医。由校医统领的学校卫生与健康教育工作，于疫情防控期间发挥了巨大作用，保障了师生健康。安徽省向无校医的中小学校派驻 1.65 万名校园近视防控指导员、配备健康副校长，缓解学校卫生专业人员紧缺问题。重庆市南岸区在区内各学校选拔 1～2 名教师参加培训并获得中级验光师资质，承担学校的视力监测、管理视力档案等近视防控相关工作。

（四）探索融合课程，将教学与学生的健康行为养成有机结合

课程是学校开展教育的主阵地，将近视防控与课程相结合，可以极大提升教育效果。重庆市广益中学（高中）利用地处自然风景区的独特优势，体育老师和地理老师共同备课，将体育课以户外定向越野的形式与地理课程的学习深度融合，让学生即使处在紧张的高中生活也丝毫不减户外活动时间，同时还巩固了学习的成果。该校还将定向越野发展为学生课外活动的一种形式，定期组织竞赛，丰富学生生活。重庆市南岸区南坪实验幼儿园的老师们抓住一切机会将教室搬到操场，如模拟真实道路交通环境，在校园操场上教授孩子们交通安全常识、户外运动安全知识。沐浴阳光和学习生活知识一举两得。武汉市东湖风景区华侨城小学充分利用坐落

在东湖风景区这一地理优势，开展生态文明教育、生态兴趣小组活动，开发适合小学生的定向跑运动项目，使同学们尽可能多地亲近大自然。此外，体育、地理、生物、职业生涯教育等课程均有学校尝试与护眼健康教育相结合，受到学生欢迎。重庆市珊瑚鲁能小学利用一切可以在户外开展的课程，如板书较少的音乐课、劳动课以及课外延时服务时间，在户外开展教学和活动。

（五）打破机制壁垒，创新工作方式

武汉市为解决近视防控工作的实施主体问题，在政府主导下成立市属非营利专业性的社会组织，在教育部门组织管理下，采用政府购买服务的方式，开展健康教育、监测、监控、监管等近视防控的技术指导与服务工作。重庆市南岸区政府委托重庆医科大学附属第二医院，每年安排专项经费 200 万元，全面开展全区学生近视筛查及相关培训、学校防控技术指导等工作。

（六）利用信息技术，建设近视防控智能化管理系统

武汉市运用"互联网＋"思维，整合公共卫生与智能化研究资源，开发了学校学生视力健康智能监测设备与大数据管理平台，以健康教育为主线，建立学校学生视力健康智慧化教育、监测、监控、监管全过程综合防控服务体系，形成学校、家庭、专业机构学生视力健康全过程跟踪管理系统。对学校和班级的视觉环境、视觉行为进行实时风险监控，建立全市标准统一、连续动态的学生视力健康电子档案，通过大数据管理系统出具分析评估报告，指导学校和班级针对性开展工作。目前，武汉市已实现智能监测与大数据管理系统全市中小学校全覆盖，学生视力健康管理工作迈入智能化新时代。

（七）充分调动学生参与，增强学生自我管理效能

全国多地创新建立学生视保员制度，旨在充分发挥学生自我管理，同

伴教育的独特效果。武汉市青山区钢城四小校医对各班级选出的视保员进行预防近视知识培训，指导他们在班级中开展"防近"工作，每天检查眼保健操，每周收发检查视保员工作笔记本，依托健康教育相关课程，向学生讲授保护视力的意义和方法，提高学生主动保护视力的意识和能力。每学期举行视保员"授章"仪式，发放"钢城四小视保员"字样的袖章，以此来提高每个视保员的荣誉感和责任感。高年级学生教会一年级新生熟练掌握眼保操的穴位、手法、节拍和力度。每层楼安排两名眼保健操督查员，负责本楼 6 个班的眼保健操情况，并作详细记载，学校定期如实公布检查情况。

（八）建立完善的家长学校，家校联动携手防控近视

儿童青少年的健康与家长的育儿观和成才观有极为深刻的关联。学校健康教育和近视防控工作的开展离不开家长的深度参与和密切配合。各地学校都把与家长的联系和沟通摆在重要位置，通过家校联动，将眼健康知识传递给家长，督促家长以身作则，树立榜样。引导家长注重增加孩子的户外活动、控制电子产品使用、减轻课外学习负担、避免不良用眼行为、保障睡眠和营养、对孩子的视力不良要早发现早干预等，使得家长的用眼护眼意识不断增强。家长的参与，有效推动了近视防控工作的高效推进。福建省晋江市第六实验小学建立完善的家长学校，家长往往比学生先开学，家长也要在学校学习近视防控、膳食营养等相关健康知识，扭转错误观念，营造支持性环境，学校定期与家长交流反馈。武汉市汉铁高中各班级建立了视力健康管理家委会，通过发放告家长书、举行主题班会、家长会等多种形式，引导家长与学校达成共识，促使家长对学生视力保护的高度重视，积极配合学校开展的视力健康监测和复查工作。

四、家庭防控意识提升但仍存在薄弱环节

《实施方案》印发以来，儿童青少年近视家庭防控成为社会关注的焦

点，各地纷纷开展丰富多样的活动针对家长开展视力健康教育，有的学校开设"家长学校"宣教健康知识，有的学校定期为家长发送儿童健康提示，有的学校开展亲子活动在游戏中增长健康知识，有的地方组建近视防控"家长宣讲团"培养"种子"家长传播健康知识。这些活动的开展对增强家长的视力健康意识和知识起到了推动作用，越来越多的家长开始重视孩子的视力健康，并能主动寻求视力健康相关服务，然而，在家庭防控角色中，仍然存在一些薄弱环节，使得近视防控工作在家庭难以深入，主要包括：

（一）家长对视力健康关注较晚

有调研数据显示，儿童青少年进行初次眼健康检查的平均年龄为 5.42 岁。按照父母的不同视力状况来看，双方均不近视的家长较一方或者双方均近视的家长更晚带孩子进行初次眼健康检查。至于初次检查的原因，仅有 35% 的家长是因观察到孩子用眼异常，如凑得很近和斜视等，而带孩子进行眼健康检查的。

（二）对近视可防可控的认知比较滞后

调研结果显示，约 79.9% 的儿童青少年认为近视可以被预防，但其中有 71.2% 的已经近视的儿童青少年是自己被确诊为近视后才意识到近视是可以被预防的。同样，86.4% 的家长认为近视可以被预防，但 61.3% 的已经近视的青少年家长也是在孩子近视后被医生告知才知晓的。

（三）家长健康行动较为滞后

71.6% 的近视儿童青少年家长认同进行"连续综合性的眼健康检查对近视预防有帮助"，但是这部分家长中，依旧有 22.9% 的家长"从未给儿童青少年进行连续综合性的检查"。同时，80.6% 的儿童青少年确诊近视的时间与初次眼健康检查时间的间隔在 1 年以内，即实际上较大一部分比例的家长和儿童青少年在近视未发生前，不具备预防近视的意识。

（四）家长重视程度地域差异较大

调研数据显示，三线城市儿童青少年日均室外活动时长（1.30 小时/日）要小于二线城市和一线城市儿童青少年的室外活动时长。一、二线城市的家长对于近视的危害认知程度高，对孩子的户外活动时间控制较好，三线城市的家长们认知不深刻，甚至有的偏远农村地区没有"近视"这一概念。一、二线城市贯彻中央政策更彻底，科普和宣传教育相比三线城市更到位。

（五）家长"知""行"分离

38.0% 的家长会主动带孩子进行定期的眼健康检查，而 52.2% 的家长更倾向于偶尔需要才去做检查，其中近视样本占比 23.5%，高于非近视样本的 11.1%。该数据显示出家长主观认知与实际行为之间存在矛盾。

（六）家长存在错误认知

调研数据显示，仅有 23.5% 的家长认为"近视矫正手术无法彻底扭转近视"，而超过半数的家长对于近视手术的认知存在误区，认为"近视手术可以扭转病理性、结构性病变""可以降低近视度数""彻底扭转近视情况"的比例分别为 54.6%、50.3% 及 16.8%。仅有 35.4% 的家长能够正确认识到无论近视程度如何均会造成眼睛的病理性或结构性病变，而超过半数（约 52.6%）的家长认为仅中度与高度近视才会造成眼睛的病理性或结构性病变。在针对近视青少年的家长调研中，85% 的近视青少年接受过近视矫正/控制。"担心治疗有不良反应"和"孩子不愿意进行矫正/控制"是未接受矫正/控制的两大主要原因。同时，仍有 15.5% 的青少年家长认为佩戴框架眼镜会造成近视加深。

（七）家庭用眼环境有待改善

总体来看，当前我国儿童青少年近距离用眼环境光与照明光情况不太理想，多数家庭不太重视台灯摆放的位置，缺乏相关知识。调研数据显示，超过 80% 的家庭会将台灯摆放在写字手同侧或书桌中间。27.2% 的家庭在儿童青少年使用台灯时不开启房间主照明灯。

（八）学生视力保护意识不强

调研数据显示，仅有 28.5% 的儿童青少年近距离连续用眼不超过 30 分钟后会选择休息。对于每次近距离用眼休息时长，超过 85% 的儿童青少年每次近距离用眼间隔休息时间超过 10 分钟。但近 40% 的儿童青少年在休息时仍然会继续近距离用眼，如看电视、阅读、玩手机、打游戏等。此现象说明儿童青少年仍然欠缺连续用眼后需要休息，以及如何才能有效休息眼睛的常识，或者即使知道也不愿放弃用眼娱乐的机会。

《综合防控儿童青少年近视实施方案》对五个主体的工作进行了部署，把家庭放在第一位，给家庭提出了多个方面的要求，然而，这些要求都是非刚性的要求。一般来说，非刚性的要求对家长没有什么约束力，容易诱发做好、做坏无所谓的心理。长此以往，家长的错误观念很容易抵消学校在防控工作上所做出的努力。家长作为对孩子影响最深远的人，除了要树立"一分预防胜过十分治疗"的防控意识和正确的教育观，切实担负起监管责任，还应该帮助孩子树立"自己是健康第一人责任"的意识，帮助孩子安全、平稳度过眼屈光发育的敏感期。通过 5 年来的实践经验得出，近视防控的关键是需要提高家长自身的健康意识和健康素养，家长通过自身行为和家庭环境影响，培养学生良好的视觉行为习惯。

第三章

◆

综合防控近视生态圈

近视防控事业由于参与主体、涉及领域、辐射层次、工作链条众多，形成了一个复杂的"生态圈"系统。除了梳理相关政策，我们还对其中一些对落实《实施方案》影响较大的要素，主要包括近视防控试点情况、视力健康管理的理念与实务、教育管理、疫情影响、数字技术在近视防控中的应用等五大方面，对其内涵、现状、有效经验、存在问题与对策等方面做出分析和评述，以梳理和明确其重要性及其可能的发展方向。

第一节　近视防控试点情况

2018 年以来，全国积极推进改革试验试点建设，三批共遴选全国儿童青少年近视防控试点县（市、区）200 个，全国儿童青少年近视防控改革试验区和示范区 63 个，以点带面促进区域学生近视防控工作。

一、经验与举措

（一）完善近视防控体制机制

1.构建政府主导的科学防控机制

近视防控试点地区均成立了由县（市、区）人民政府分管领导牵头、多部门参与的儿童青少年近视防控工作领导小组，建立联席会议机制，成立多学科专家组成的近视防控工作专家指导委员会，协调全县（市、区）近视防控工作，建立管理机制，将儿童青少年近视防控工作纳入对县级政府履行教育职责评价范围。

2. 建立多部门联动机制

近视防控试点地区的县（市、区）人民政府协调相关部门，以县（市、区）教育局为牵头部门，联合当地的宣传部、卫生健康委、市场监管局、体育局、财政局、人社局等多部门全面部署全县（市、区）近视防控工作，确定"政府政策专项扶持、教育行政搭建平台、社会专业机构技术支撑"的工作格局，建立以儿童青少年为主体，学校、教师、家长、社区支持配合，多部门参与的儿童青少年近视防控工作模式，做到教医结合，幼小衔接，多方协同，深度合作，共同开展儿童青少年近视防控工作。

3. 建立多层级管理机制

近视防控试点地区建立以教育部门为主导、学校为阵地的县（市）区、校三级管理责任机制，由学校、专业机构、社区、家庭组成的近视防控四级联动机制，明确各自职责，落实和督促学生视力健康管理工作。建立健全校领导、班主任、校医、家长代表等参加的视力健康管理队伍，逐级落实工作责任，多措并举，提升防近质量。

4. 出台政策文件，全面实施近视防控工程

近视防控试点地区出台当地综合防控儿童青少年近视实施方案、意见，与县（市、区）人民政府签订责任书，明确工作任务、职责，探索实施"工作清单＋鼓励创新"模式。将儿童青少年近视防控工作作为县（市、区）人民政府民生实事，纳入社会发展规划及政府年度工作计划，实施政府领航、健康知识进学校、视力监测、阳光体育、环境优化、作业革命、课后服务、改革创新、视力健康干预试点、视力健康师资培训等多项有力举措，抓出实效。

5. 形成综合近视防控工作模式

近视防控试点地区全面落实责任，瞄准完善体系、完成指标、深化

成果等目标，着力构建政府主导、部门合作、专家指导、家校协同、社会参与的"五位一体"综合防控近视新体系，围绕"教知识""管行为""防发生""控加深"四大方针，组织实施组织架构网格化、专家资源优质化、资质评估规范化、检测建档标准化、近视防控模式化、考核体系数字化、防控效果精准化等管理标准，建立干预视觉行为、改善视觉环境、管理视觉健康等视力保障体系，形成纵横交织、运转高效的综合防控儿童青少年近视公益服务体系。

6. 推进示范试点

各试验试点地区深入推进近视防控改革试验、试点工作，在全域范围内遴选创建近视防控试验、示范区和特色示范校，给予奖补资金，强化地区和学校的示范引领作用。开展近视防控示范校建设，制定考核指标，签订目标责任书，召开校（园）现场观摩交流会，推广示范经验，提升防控能力，强化示范引领作用。

（二）强化视力健康教育

1. 构建学生视力健康教育体系

江苏省泰州市、吉林省梅河口市、江西省新余市等地多方位、多环节、多阶段构建学生视力健康教育体系，对外学习外地经验，对内强化近视防控宣传，形成近视综合防控"政、教、医、家、人"五方联动模式，以及政府主导、部门配合、专家指导、学校教育、家庭关注的健康教育工作格局。强化学校健康教育落实落地，开发健康教育课程资源，加强学校健康服务信息化建设，上好健康教育课，以学生视力健康管理为主线，针对不良视觉环境、不良视觉行为和"重治轻防"的防控误区，广泛开展视力健康教育。

2. 开展宣传教育专题活动

安徽省阜阳市、辽宁省大连市西岗区、湖南省长沙市岳麓区等地区在全国近视防控宣传教育月、全国爱眼日期间，组织开展专家巡讲、科普竞答、作品评比、公益义诊、主题班会、国旗下讲话等多种社会面和校园专题活动。组织开展"学生近视防控"健康教育课片区拉练活动，以"近视防控宣教月"和"爱眼日"等主题活动为契机，指导学校开展防近视宣传教育活动。聘请专家开展近视防控知识培训。利用寒暑假、周末时间，开展保护视力社会实践体验活动，通过体验失明给盲人带来的不便，切身感受保护视力的重要性。组织"爱眼"主题黑板报、手抄报、主题征文、短诗歌、主题绘画、T恤设计、十米长卷评选。通过健康知识阅览、观看视频、跟做打卡、线上答题及活动分享，推广健康的假期生活方式，养成良好的生活习惯。组织开展眼保健操比赛，远距离辨字能力比赛，远视力极限挑战比赛，眼睛协调、专注和反应能力比赛，视觉稳定性、辨别力、定向搜索能力比赛，充分调动学生参与近视防控的积极性。在中小学的教室、图书阅览室、视力健康保健站、医务室（卫生室）张贴正确用眼提示、标语、视力表，形成视力健康教育的良好氛围。

3. 促进家校联动

湖南长沙岳麓区、河北定州、宁夏银川、浙江绍兴和湖北多地区组织学校利用节假日时间督导学生及家长参加视力健康教育社会实践行活动，利用微信群、家访、家长会、家长学校和"致家长的一封信"等方式，定期评选"视力健康样本家庭"，倡议家长主动了解科学用眼护眼知识。开设家长科普课程，进行专题课程研发，通过家访、家长会、家长培训等多种方式，让每位家长从读懂孩子入学第一份体检报告开始，每个学期开展一次家庭护眼自查，学会开展"七种前兆"观察记录，每年4次视力筛查数据反馈，通过家庭护眼自查行动找到防控方向。通过举办视力健康专题讲座帮助家长、师生从家庭用眼环境、加强户外活动和锻炼、控制使用电子产品、减轻课外学习负担、避免不良用眼行为、保障睡眠和营养、改变"重治轻防"观念等方式，帮助家长掌握保护孩子视力健康的科学方法，促进家庭对孩子视力健康的监控和监管，有效增强家长的责任意识，提升学生及家长的健康素养，培育良好的健康生活方式，使被动的近视防控转变为积极参与视力健康管理。

4. 动员社会参与

多部门联动，在城区主要道路和文明单位、公交车站、火车站、机场等重点场所的电子大屏上播放儿童青少年近视防控公益宣传海报，打造近视防控宣传专属公交车，让"户外活动两小时，沐浴阳光防近视""近视不可治愈，但可以防控"等近视防控理念深入人心。启动儿童眼病救助基金，开通绿色就诊转诊通道，利用智慧医疗手段进行预约随访，开展近视防控知识宣教工作，紧密结合学校健康教育工作特点和学生的眼保健需求，依靠"医教结合"创造性地开展工作。

5.编制宣教资料，开发校本课程

江苏省泰州市、湖北省武汉市等地区组织当地近视防控专家组编写不同学段学生的视力健康管理读本、不同人群近视综合防控手册，制作宣传培训资料，提供给当地统一规范使用，确保培训的科学性，提高专项科普效能。陕西省宝鸡市太白县建立地区防近宣讲资源库，印制《防近指导手册》，开发校本教材，开设防近教育课程，建立家校宣教网络，普及近视防控知识，培养学生良好的防近习惯，提高全社会的防近意识。

6.组建近视防控宣教队伍

云南省昆明市、陕西省安康市平利县、四川省成都市青羊区等地组建群防群控宣传工作队伍，成立专家、教育工作者、家长、大学生宣讲团，充分调动相关潜力和积极性，发挥宣讲团作用，提高防近健教能力，共同为学生营造支持性环境，将"大健康"理念付诸实践。湖北省武汉市、浙江省金华市等地建立乡镇小学近视防控科普馆，为儿童青少年打造眼健康科普平台。

（三）规范监测建档

1.完善监测机制

湖北省武汉市、山东省潍坊市、甘肃省嘉峪关市等地建立视力定期监测制度，划拨专项经费，由当地的教育局、卫生健康委综合协调，开展业务培训和质量控制，按照"五统一"的原则，即统一组织管理、统一监测队伍、统一技术标准、统一监测器具、统一档案管理，实施中小学生免费视力筛查建档全覆盖，明确时间要求、同人员、同标准、同仪器、同档案，确保普查数据的质量和统计研究价值。建立三级管理系统，对视力异常或可疑眼病的学生，早发现、早干预，及时提供个性化、针对性就医指导，并向学生家长反馈。

2. 运用智能监测设备

上海市嘉定区、黑龙江省黑河市、湖北省武汉市等地区为学校配备电子标准对数视力表和自动视力检测仪，引入无接触式视力筛查项目，平均每位学生只需3～5秒即可完成一次较为精准的视力筛查，建立智慧化"视力健康管理校长工作室"和智慧视力监测室，将学生近视防控纳入学校教育教学常态化工作，针对学生开展互动性健康教育，借助智慧化设备开展视力健康自测和素养自评，促进自主参与，激发自主视力健康管理积极性。

3. 创建大数据平台

北京市怀柔区、内蒙古自治区呼和浩特市、浙江省温州市、湖北省武汉市等地区研发建设儿童青少年近视防控智能化大数据采集及监测管理平台，建立学生视力健康数据档案，分步骤分区域实现近视防控智能化监测与干预全覆盖。对学生进行健康教育、监测预警、综合干预、跟踪管理等，出具各县（市、区）监测统计报告，为局—校—家三方打造普惠、便捷、智慧的近视防控平台。依据数据有效管理，落实将学生健康水平、近视综合防控、运动能力提升"一校一案""一生一策"政策，实现教医协同、家校共育，促进传统近视防控向新型智慧模式转变。

4. 监测幼儿视力

吉林省白山市、江苏省泰州市、天津市北辰区等地区充分发挥"医教结合"优势，防控关口前移，开展专项行动，为幼儿园儿童开展含外眼、屈光、视力、眼位等项目在内的眼病筛查，进行矫正和康复指导，检查结果上传到"儿童眼保健系统"；针对幼儿园设立专门用眼习惯培养队伍，定期入园指导。

（四）推进"双减"落实

1. 减少课业负担

陕西省西安市、浙江省绍兴市等地出台相关规定，积极推进教育教学改革，递进实施课堂教学改革年、推进年、深化年，深入推进智慧教育，促进教育教学方式变革，提高课堂教学效率，规范教学行为，强化减负督查，实施零起点教学，严控教学难度、进度。降低中考试题难度，引导师生重视基础、回归教材。建设作业管理系统，优化作业设计与管理，避免机械"刷题"，探索"无作业日"，建立作业公示制度，出台作业管理办法。利用教育大数据平台开展网上巡课，加强课程实施日常监督，严格落实学科教学基本要求，严禁不备而教、超标教学等违背教学规律的行为。深入各区县和学校督查和指导进行"双减"，开展校外培训机构专项治理。

2. 强化体育锻炼

以山东省青岛市、辽宁省抚顺市等为代表的全国大部分地区将初中学生体育与健康学科成绩纳入高中招生考试范围，把学校开齐开足体育课程纳入县（区）级教育综合督导和校长职级考核范围，严格落实学校体育课程开设刚性要求。落实好学生体育家庭作业制度，指导学生居家体育锻炼，增加学生户外活动和体育锻炼时间。结合地域和学校特色，创新大课间及课后服务模式，开设地方和校本体育课程。丰富体育社团，为学生参加体育锻炼提供平台。加强劳动实践，提升劳动课程和实践在教育和研学活动中的占比，为中小学生提供充足的户外劳动实践场地。大力推进智能物联网、大数据等技术赋能的智慧体育，实施智慧体质健康监测等项目，形成个性化运动处方，指导学生有针对性地运动，提高学生体质健康水平。通过体教融合开展"运动护眼"，普及一年级跳绳、二年级武术、三年级帆船、四年级游泳、五年级足球、六年级篮球、七年级排球的体育"技能链"，举办系列适合青少年参与的体育赛事，共同打造儿童青少年积极锻炼、健康生活、健康用眼的良好氛围。宁夏回族自治区石嘴山市平罗县县内 4 个体育场馆和 1681 个体育健身场地设施免费向儿童青少年开放。

3. 严控电子产品

湖南省长沙市、湖北省武汉市、浙江绍兴市严控单次和累计使用电子终端教学时长，科学合理使用电子产品。对于使用平板电脑等学习终端开展教学的学校，要求按照单次不超过 15 分钟，每天累计不超过 1 小时，使用时长原则上不超过教学总时长的 30% 落实。严禁所有任课教师通过手机布置作业，不得要求学生利用手机 App 完成作业。禁止学生携带手机、电话手表进入课堂，确需带入校园的按程序申请报备并妥善保管。建立沟通热线，解决必要时学生与家长通话的需求。

4.加强睡眠与营养管理

吉林省梅河口市、新疆生产建设兵团第二师铁门关市、甘肃省嘉峪关市等地区建立睡眠监测制度，完善学校、年级组、班主任、家委会"四位一体"的监督体系，向学生发放"睡眠健康提示卡"，引导家长监督学生每天保证充足的睡眠时间。邀请专家研究制定适合学生护眼明眸的营养膳食食谱，提供有益于视力健康的营养膳食，强化营养干预，保障学生睡眠和营养，养成健康的生活、学习方式。

（五）加强防控队伍和专业机构建设

1.加强专业机构建设

河南省濮阳市、山东省济南市、贵州省黔东南苗族侗族自治州等多地强化政府主导、教医协同机制，设立儿童青少年近视防控中心、近视防控实践基地等，由眼科学、公共卫生管理学、教育学、营养学等多学科专家指导，以学校为主体，多方参与，进行儿童青少年视力健康教育、监测预警、综合干预和动态管理，以公益性服务切实保障儿童青少年眼健康。建设区级学生视力健康管理工作指导站、近视防控服务点，深入推进学校近视防控工作全覆盖，形成"防控教育在学校、健康服务不出镇"的网格化近视防控新格局。

2.加快校医、专业技术人员配备，提升从业人员技能

海南省五指山市、新疆维吾尔自治区克拉玛依市克拉玛依区等地全面落实校医配备政策，学校配齐校医、配备卫生专业技术人员。所配备校医年龄、学历、职称等结构合理，为学校开展综合防控儿童青少年近视工作提供有力的人才支持。黑龙江省伊春市嘉荫县组织专家为眼科医生、疾控人员、学校分管近视工作业务领导及学校卫生从业人员进行定期的近视防

控专业知识培训，提升相关人员的近视防控专业水平。

3. 开展专业培训

湖北省武汉市、浙江省绍兴市、安徽省阜阳市等地区提供经费支持，开展分类培训，覆盖全市（州）和各级各类学校。从政策角度出发，对分管领导、校长进行培训，加强责任意识，引起高度重视；从专业技术角度出发，对保健老师、专业技术人员、班主任进行培训，增强工作信心、传授防控方法；从健康知识和技能角度出发，对学生视保员、家长进行培训，使其掌握科学防控知识与技能，支持、督促学生养成良好的用眼行为习惯。

4. 优化干预措施

天津市北辰区、山东省济宁市等地将《学校近视眼防控落实不力的成因及对策研究》作为地区"十四五"研究课题，在调研基础上提出更为科学、更加有效的近视防控措施。承接"儿童青少年近视中西医结合防治"项目实验，利用中医适宜技术，进行早期干预、"绿色治疗"，总结中西医结合一体化综合防治近视方案。为研究高度近视形成和发生机理，防止高度近视学生病情恶化，启动"学生高度近视综合干预计划"，对高度近视学生进行免费眼健康检查、近视基因筛查和后续个性化诊疗指导。湖北省宜昌市、陕西省西安市、浙江省温州市等地关注干预率，以学校为单位建立学生视力情况反馈群，将学生视力干预情况进行更新和跟踪，及时引导就诊，有效提升干预率，降低孩子成为高度近视的风险。为有需求的贫困家庭青少年提供公益配镜服务，中小学生首次配镜必须散瞳验光，防止假性近视的孩子戴上眼镜。对有实际需要的贫困家庭罹患眼疾青少年进行个案救助，减轻经济负担，维护学生视觉健康。

（六）提供支持保障

1. 改善视觉环境

广东省广州市、甘肃省白银市等大部分地区将义务教育阶段农村寄宿制学校照明条件改善工程纳入市政府为民办实事项目，联合多部门制定教室照明技术规范、指引，市、区均安排专项资金，改善学校采光照明设施，配备高质量护眼灯和可调节课桌椅，全力消除城区"大班额"现象。每年开展中小学生近视影响因素及教室环境监测，定期调整座位、灯光、桌椅高度。建立工作领导小组和督导机制，定期或不定期督查通报，严把验收关，保障改造高质量落地。

2. 配备设施设备

吉林省白山市、甘肃省白银市、安徽省合肥市庐阳区和湖北省多地将配备近视防控设备纳入为民办实事项目，加大财政投入，建设专用视力保健教室、学生视力健康管理校长工作室，为学校配置网络化智慧化视力健康教育、监测、监管设备。建设省、市级近视防控基地，配备电脑验光仪、综合验光台、裂隙灯、近视控制云夹等眼科设备，积极探索视力健康管理对降低视力新发率、延缓青少年视力度数增加的积极作用，持续推进儿童青少年近视防控工作。

（七）强化监管考核

1. 严打劣质服务

甘肃省定西市、陕西省榆林市等地市场监管部门加大近视防控行业监管，严厉打击虚假宣传、劣质产品和服务，坚决杜绝进校园发放近视防治广告、开展商业宣传等，整治一批不合格验光配镜企业。严格监管验光配镜行业，加强眼视光产品和计量监管，整顿配镜行业秩序，规范眼镜片市场，杜绝不合格眼镜片流入市场。实施眼视光市场净化行动，加大无证行医打击力度，依法严厉打击无证机构和人员擅自开展眼科医疗服务的行为。

2. 建立评价体系

河北省定州市、湖南省长沙市、湖北省武汉市等多地构建教育质量综合评价体系，印发综合防控儿童青少年近视工作评议考核办法，将儿童青少年近视综合防控、总体近视率和体质健康状况纳入区、县（市）和学校绩效考核，每月一调度，年终一通报，引导学校以问题为导向，关注学生视力健康。专设视力健康项目，以"入口定出口"，从"起点看变化"，将学生入学初监测与毕业时监测相对应，实施增量评价。建立完善"区级、学校、学生"健康三级报告评价机制，将儿童青少年近视防控工作、总体近视率和体质健康状况纳入政府对相关部门的绩效考核和政府绩效考核。将学生近视防控工作纳入对学校督导评价内容，纳入幼儿园办学水平评估，列入校长职级考核，督促校长、园长抓好学生视力保护工作。实行"一把手"负责制，学校教育、教务、后勤、班主任、学科教师、校医等共同参与，人人有责。

二、存在的问题与对策

全国近视防控改革试验区、试点县（市、区）虽然大部分地区都已积极开展综合防控儿童青少年近视工作，但由于地区经济发展水平、群众认知素养等存在较大差异，没有普适经验，地区之间经验交流分享不充分，致使不少试验试点地区在经验探索方面重复"走弯路"，防控效果不理想。针对上述问题，建议如下：

一是组织多学科专家，充分调研各地区的经验与瓶颈问题，研究探索符合各地实际情况的近视防控方案和模式，并通过实践不断优化，形成行之有效的策略体系。

二是加强经验交流，组织试验区、试点地区互相学习借鉴各地好的经验、做法。坚持问题导向、目标导向、结果导向，在认识上找差距，在工作上找短板，在措施上找弱项，统筹和整合各地优势资源和经验，打造"样板"，在充分尊重原创知识产权的基础上，供各地转化使用或参考借鉴。

三是强化试验试点地区定期评估督导。按照教育部对全国近视防控改革试验区和试点县（市、区）的有关要求，定期组织专家对各试验试点地区近视防控工作开展情况进行评估，对表现优秀的地区予以鼓励，对不达标地区予以诫勉，对严重不达标地区建议取消资格认定。

第二节　视力健康管理的理念与实务

一、视力健康管理的内涵

健康管理是对个人或人群的健康危险因素进行全面管理的过程。其宗旨是调动个人、集体和社会的积极性，有效地利用有限的资源来达到最大的健康效果。其特点体现为一、二、三级预防并举。一级预防，即无病预防，又称病因预防，是在疾病尚未发生时针对病因或危险因素采取干预措施，以预防或推迟疾病的发生。二级预防，即在疾病的临床前期做好早发现、早诊断、早治疗的"三早"预防措施，使疾病在早期就被发现和治疗，避免或减少并发症。三级预防，即治病防残，又称临床预防。主要是对已患病的人，采取及时、有效的治疗措施，防止病情恶化，预防并发症和伤残。

视力健康管理是以人的视力健康需求为导向，变被动的"查病—治病"为主动的健康维护和健康促进行动，通过对个体和群体的视力健康状况以及各种危险因素进行全面监测、分析、评估和预警，提供有针对性的视力健康咨询和指导服务，并制定相应的健康管理方案和措施，协调个人、组织和社会的行为，针对各种危险因素进行系统干预和管理的全过程。视力健康管理不仅是一套方法，更是一套完善、周密的程序，其服务过程为循环往复的闭环式运转，实施环节包括：健康教育、监测预警、综合干预、动态管理。

由于儿童青少年阶段是眼屈光发育的敏感期，绝大部分近视眼是在这个时期内发生、发展的。近视眼可防可控，但无法逆转，若不主动进行科学干预，其近视程度就会随着孩子的生长发育逐渐累积叠加，一旦发展成为高度近视，还有可能发生严重并发症而致盲。因此，开展针对儿童青少年的视力健康管理意义重大。

二、存在的问题

我国儿童青少年的视力健康管理工作，虽然取得了一定成绩，但进展缓慢，还有很多不完善的地方。

（一）还未形成"管理"理念

2018年以前，近视防控的全社会动员和参与的氛围还未形成，国内大部分地区对于近视防控工作停留在传统的"查病—治病"的简单模式。同时由于缺乏当地政府的政策支持，没有成立非营利性专业、专职的防控机构来从事这一工作，多是依托当地的眼科医疗机构开展相关工作，但医疗机构不是公益机构，无法做到"没钱也干活"，结果造成普遍性的"重治轻防"现象，工作重点更多地放在了对已近视人群的干预和治疗上，缺乏对健康人群和亚健康人群的视力健康管理，导致学生近视防控效果未达到理想效果。这一陈旧的"查病—治病"模式，目标群体锁定的是已发生近视的人群，其弊端显而易见：一是会让很多处于视力亚健康状态的儿童青少年错过最佳康复时机；二是受利益驱动，学校被某些机构当成了牟利的工具，违规违法提供无资质近视防控产品和服务，导致学生信息外泄，视力健康受到伤害，严重侵害了学生的利益。

（二）工作体系不健全

在实践中落实视力"健康管理"的理念，还存在诸多意识统一、组织协调和保障支持等方面的难题：一是缺乏社会共识，教育部门能够协调和调配的资源不足。儿童青少年视力健康管理体系涉及多个部门的业务，如教育、卫生健康、科技、妇儿、市场监管等，尚未形成统一的协作合力，难以建立顺畅的工作机制；二是缺乏全面系统的资料和数据，难以为儿童青少年近视防控提供大数据依据，目前一年至少两次的视力监测数据尚未得到有效运用，未来应组织专门力量充分挖掘，并在此基础上建立管理模型，指导政府、学校和家庭开展防控和干预；三是缺乏儿童青少年近视防控的资金投入，难以设立专门的机构、配备专门的人员和设备开展相关工作；四是大多数学校卫生研究都只停留在调查阶段或收集数据发论文了事，缺乏对现实的具体指导，致使实际工作得不到科学的指引，还扰乱了学校正常的教学秩序。

（三）缺少综合有效的手段

由于近视形成的原因复杂，人们在实际工作中普遍有种无力感，认为近视防控的抓手太少，难以提供给世人具有说服力的、立竿见影的防控措施，主要表现在：一是以往预防、矫正近视采用的多是纯生物学方法，只能在发现问题后，提供物理性的手段进行矫正，而未能从现代儿童青少年的心理及其所处的时代、环境、社会、教育、文化等多角度来探究近视发生与发展的根源，并在此基础上找出相应的行之有效的防控方法。生物医学模式指导下多种方案的治疗效果仍不尽如人意，或难以普及。二是视力健康教育仍属薄弱环节，人们对近视问题普遍漠视，缺乏爱眼护眼知识和眼保健技能。三是对儿童青少年近视的预防缺乏早期筛查和预警手段，导致很多儿童青少年错过最佳的防治时机。

三、建议与对策

真正实现儿童青少年视力"健康管理"不仅要有完善的体系建构、组织架构、专技队伍、工作规范和运营机制保证实体工作的顺利进行，还要设计一系列的政策、体制、机制来支持这个系统的成长和发展，才能形成可持续发展的儿童青少年视力健康管理体系。以下，我们将以市一级学生视力健康管理体系的建设为例，提出建议构想。

（一）坚持政府主导，健全保障机制

1. 建立政府主导的部门联动机制

成立由市政府分管，市长牵头，市政府办公厅及有关政策部门负责人

参与的市学生视力健康管理工作指导委员会，明确各部门责任，以教育部门为主体，卫生健康部门作为业务指导，市属非营利专业技术机构承担具体技术提供与服务。在市教育局设置专门的办公机构，充分发挥组织管理与教育职能，协调多部门联动，有制度、有计划、有步骤地组织开展全市的学生视力健康管理工作。

2. 科学决策专家委员会机制

儿童青少年近视的影响因素复杂，必须坚持综合治理，多学科融合、多技术整合应用。组织设立多学科专家委员会，致力于科学研究与技术指导。掌握并分析现况数据与发展趋势，服务科学决策、循证决策，组织研讨专门议题，呈报分析咨询报告，为政府制定政策和进行决策提供科学依据。整合本地科研机构和力量，以"有组织"的科研为先导，形成系列科研成果，有效促进视力健康管理能力和效果的提升。

3. 创新社会公益事业服务机制

儿童青少年近视防控工作面对的群体大，社会需求大，但预防意识和自主健康行动缺乏，以学校为平台开展健康促进与教育需要政府主导，确保校园服务的公益性，学校开展的服务不能市场化和依托治疗机构。创新机制专门成立非营利性专业技术服务机构，配合政府各部门承担儿童青少年视力健康管理服务的技术指导、提供与服务，完成儿童青少年视力健康管理公益服务项目，采取"养事不养人"的公共事业项目管理模式，保障儿童青少年近视防控公益事业可持续发展。

4. 以教育部门为主的责任机制

建立由市、区教育局分管局长和学校校长牵头的区、校儿童青少年视力健康管理领导小组。形成以教育部门为主，学校为阵地的市、区、校三级管理责任机制，将儿童青少年视力健康管理工作纳入教育部门与学校管理责任。市教育局负责各区儿童青少年视力健康管理工作的组织、管理与督导；各区教育局负责区属学校工作的组织管理，各校负责班级工作的落实与督导，家长落实家庭儿童青少年的视力健康管理，专业技术服务机构负责技术指导与提供公益性服务，共建学校、家庭、专业技术服务机构

"三方共管"，协同推进儿童青少年视力健康管理服务的工作网络。

5. 督导评估与公益性保障机制

一是建立多部门联动的监督管理与考核评估机制，促进儿童青少年视力健康管理服务良性发展。市、区、校统一开展学校儿童青少年视力健康管理公益服务，杜绝商业与治疗机构入校重复检查和治疗宣传，维护学校的正常教学秩序；市指导委员会组织专家不定期对市各相关部门、市属专业技术服务机构的工作进行检查评估；市教育局组织相关单位人员与专业技术服务机构专业人员对区、校学生视力健康管理工作进行定期检查、考核、评估，以目标为导向进行绩效考核评估，形成督导评估机制，推动工作落到实处。

二是明确以儿童青少年近视防控为政府主导的公益事业的定位，保障儿童青少年视力健康管理的基本公共服务经费。从源头规避供给服务过程中可能出现的"趋利性"现象。儿童青少年近视防控工作由教育部门统一组织管理，卫生部门负责业务指导，市属专业技术服务机构为实施主体按统一标准、统一规范实施，由市政府提供工作场地，儿童青少年近视防控公共卫生服务经费纳入市政府每年专项经费预算，市财政局每年按专项经费预算拨付与管理，确保学校学生视力健康管理服务的公益性。

（二）构建服务体系，制定工作规范

1. 构建儿童青少年视力健康教育体系，提升视力健康素养水平

以儿童青少年视力健康管理为主线，针对不良的视觉环境和行为，以及"重治轻防"的防控误区，广泛开展视力健康教育，将学校教育、社会教育互为补充，网络与体验互动式教育、媒体宣传相互结合，建立立体化视力健康宣传教育体系。一是夯实市、区、校三级组织管理基础，编织学校学生视力健康促进与教育的网络，巩固、健全群防群控、联防联控工作队伍，不仅着眼于调动儿童青少年自身的潜力和积极性，也注重协调专业健康管理工作者、教育工作者和家长，共同为儿童青少年营造支持性的环境。二是开展分类培训，从政策角度出发，对有关部门分管领

导、校长进行培训，加强责任意识，引起高度重视；从专业技术角度出发，对健康教育教师（校医）、班主任进行培训，增强工作信心、传授防控方法；从健康知识和技能角度出发，对学生、家长进行培训，使其掌握科学防控知识，支持、督促学生养成良好的用眼行为习惯。发挥学校"课程"的核心作用，把健康知识融入所有课程。三是编制宣传培训资料，确保教育培训的科学规范。四是多部门联合开展视力健康教育，共同营造整体社会氛围，使学校教育、社会教育互为补充，管理不留空档，给学生筑起更严密的"健康防护墙"。五是采用多种形式开展视力健康教育。通过系列视力健康教育活动扩大社会影响，营造健康环境，倡导视力健康生活方式，提高视力健康素养，转变社会观念，促进形成视力健康管理自主行为。

2. 建立"三项监测"体系，实施视力健康风险预警

建立学生视觉环境、视觉行为和视力健康状况"三项监测"体系，制定近视"三色预警"量化指标，实施风险预警。一是视觉环境监测预警。对学生视觉环境，包括教室采光、照明、课桌椅、活动场所、作息制度，以及看电视、操作电脑的环境等进行科学监测，按国家规定的卫生标准进行监测预警，督促改进。二是视觉行为监测预警。对学生视觉行为，包括近距离用眼时间、坐姿、握笔姿势、户外活动、眼保健操、饮食习惯、睡眠时间等进行监测、评估、预警，并提出纠正影响视力健康的不良行为习惯的对策建议。三是从视力、眼屈光、眼生物和眼生理层面进行监测预警。让家长及时掌控儿童青少年眼屈光发育状况，对近视的产生与发展进行不同级别的预警，从深层次、个性化专项干预角度维护和促进视力健康。

3. 完善综合干预管理体系，加强早期预防控制

影响儿童青少年视力健康的危险因素非常复杂，但学生单纯性近视眼的产生，绝大多数是由于不良的视觉环境和行为因素所导致，因此在预防控制工作中，必须采取全方位的综合干预，包括健康教育、户外活动、体育运动和物理性的干预。

4. 建立数字化动态管理体系，落实三方共管

为持续维护儿童青少年的视力健康，进一步提高工作效率，发挥科技创新和信息化的引领支撑作用，在已建立的视力健康管理服务模式与体系的基础上，运用"互联网＋"思维开发数字化智能视力健康管理系统，起到全面高效推进儿童青少年视力健康管理的作用。运用该系统，建立以全市儿童青少年视力健康档案为载体的全过程、全方位的动态管理体系。一是健全视力健康档案。及时更新和追踪数据，形成动态、有效的电子信息库，建立完善的档案管理与应用规范，健全、用好视力健康档案，为针对性开展儿童青少年视力健康管理提供及时全面的依据。二是建立智能监测数字化管理平台，通过移动设备进行监测数据采集、分析反馈，加强档案数据分析应用，将日常管理工作的实施情况与监测数据进行综合性的动态分析，跟踪儿童青少年视力健康管理各个环节，提供及时的信息与干预指导建议，以互动、提醒等方式，对儿童青少年不良用眼环境、行为习惯进行督导，对干预实施情况及干预效果进行评估和跟踪管理。三是运用数据开展健康教育与促进。对档案大数据进行分析，建立个人、班级、学校、区、市学生视力健康分析报告，以大数据为依据开展针对性的健康教育，促进学生自主维护眼健康行为。四是履行三方共管责任，落实儿童青少年视力健康全过程的动态管理。依托智能监测数字化管理平台全程跟踪儿童青少年视力健康与管理实施状况，市属专业技术服务机构指导学校、家长对儿童青少年视力健康的动态状况进行针对性的管控，使工作环节上不出现"空档"。学校负责教育、组织管理和督导；家长负责履行家庭对儿童青少年的视力健康的教育、维护责任，采取个性化的视力健康管理行动；专业技术服务机构负责技术服务，指导学校进行跟踪管理，帮助持续维护儿童青少年视力健康。

5. 制定工作规范，促进群体和个体视力健康管理服务协调发展

（1）建立儿童青少年群体视力健康管理公益服务工作规范。为维护儿童青少年视力健康，控制儿童青少年近视，从教育的职能、责任出发，为广大儿童青少年群体提供学校学生视力健康管理基本公益服务：一是广泛

开展视力健康教育，提升学生健康意识与素养，掌握科学的防控知识，促进自主健康行为；营造良好的视力健康环境。二是开展影响儿童青少年视力健康的主要危险因素与儿童青少年视力健康状况的基本监测建档与风险预警，提供及时的监测信息，及时指导近视防控。三是加强日常视力健康管理，督导干预措施科学规范实施。四是通过数字化管理系统对儿童青少年视力健康状况与管理过程进行动态跟踪管理，为持续维护儿童青少年健康提供保障。从视力健康管理学校建设，儿童青少年视力健康管理工作的原则、内容、支持性环境、组织保障与公益服务等方面制定规范，确保群体儿童青少年视力健康教育培训、监测预警、综合干预、动态管理四项基本公益性服务科学规范的开展。

（2）制定视力健康管理技术服务规范。要提高儿童青少年视力健康水平，从源头控制学生近视，还须解决个体视力健康管理专项服务需求问题。当前社会上为儿童青少年近视问题所提供的服务，主要集中在近视发生后，而实施战略前移，贯彻儿童青少年视力健康管理理念，必须有以人为本的个体视力健康管理专项服务作为补充。只有群体和个体视力健康管理服务协调发展，才能全面维护儿童青少年视力健康。管理规范的建立有利于保障视力健康管理四大服务体系的全面规范实施，发挥群体基本公共服务和个体专项服务之间的互动效应，从服务供给侧改革推进儿童青少年近视防控与社会化视力健康管理专项服务事业科学规范发展。

第三节　教育管理与近视防控

一、教育管理视角的"近视防控"

（一）近视防控不能就"视"论"视"，而是要建立促进学生身心健康、全面发展的长效机制

学生健康成长是贯彻落实教育"立德树人"根本任务，建设教育强

国的基础保障。在 2018 年 6 月的全国教育大会上，着眼我国教育事业的长远发展，习近平总书记为坚决破除制约教育事业发展的体制机制障碍指明了方向和路径。"要深化教育体制改革，健全立德树人落实机制，扭转不科学的教育评价导向，坚决克服唯分数、唯升学、唯文凭、唯论文、唯帽子的顽瘴痼疾，从根本上解决教育评价指挥棒问题""要深化办学体制和教育管理改革，充分激发教育事业发展生机活力"。2021 年 9 月 14 日，习近平总书记来到绥德实验中学，先后走进教室、操场，观看同学们书法练习和体育锻炼，同大家亲切交流。习近平总书记指出："要深化教育教学改革，强化学校教育主阵地作用，全面提高学校教学质量，真正把过重的学业负担和校外培训负担减下来，办好人民满意的教育。"

视力健康问题从来不是孤立存在的，而是与人的身心健康、全面发展紧密联系的，因此，学校开展近视防控工作也从来不是就"视"论"视"，而是对学生身心健康、全面发展的整体把握。视力健康工程立足点在于全面落实"立德树人"根本任务。落实"立德树人"根本任务就是要把立德树人的成效作为检验学校一切工作的根本标准，就是要检验学生是否能够在教育中获得身心健康和全面发展。学校要围绕这个根本任务持续推进系统化的教育改革，倡导以学生身心健康和全面发展为导向的教育体制机制改革，目的是要将全社会对于教育的关注点从"分数""成绩"上转移到关注儿童个体的健康成长和素质发展上，给予以德育、体育、美育、劳育为代表的素质教育应有的学科地位和发自内心的尊重，真正实现落实"培养德智体美劳全面发展的社会主义建设者和接班人"。

（二）坚持"健康第一"落实"五项管理"，保证学生身心健康

习近平总书记在 2018 年 9 月 10 日全国教育大会上提出要树立"健康第一"的教育理念，着重强调要"开齐开足体育课，帮助学生在体育锻炼中享受乐趣、增强体质、健全人格、锤炼意志。要全面加强和改进学校美育，坚持以美育人、以文化人，提高学生审美和人文素养"。此后，习近

平总书记在多个场合反复强调要坚持"健康第一"的教育理念，加强学校体育美育工作，充分说明在习近平总书记绘制的教育图景中，"体育""美育"是令儿童身心得以健康舒展的主要途径，是实现"培养德智体美劳全面发展的社会主义建设者和接班人"不可或缺的基础要素。坚持"健康第一"就是要将儿童的健康成长放在第一位，以素质教育作为教育的核心，注重以人为本，将课堂作为主渠道，传授学生成长必需的身心健康知识和技能，形成健康意识，养成健康生活方式，为成年后建设社会主义祖国打下坚实的身心健康基础。

2021年7月，中共中央办公厅、国务院办公厅印发《关于进一步减轻义务教育阶段学生作业负担和校外培训负担的意见》，明确提出"强化学校教育主阵地作用，深化校外培训机构治理，坚决防止侵害群众利益行为，构建教育良好生态，有效缓解家长焦虑情绪，促进学生全面发展、健康成长"。

孩子校外培训班少了、作业负担轻了，睡眠、运动、实践的时间增多了，视力健康才有保证；学校课堂教学更高效，作业设计更科学，课后服务水平质量更高，近视才能防控得住。只有切实减轻学生不必要的负担，让教育回归符合学生身心健康发展的样子，近视防控目标才能成为现实。

（三）坚持问题导向，改善"小眼镜"问题

习近平总书记在2016年8月19日全国卫生与健康大会上指出："当前，由于工业化、城镇化、人口老龄化，由于疾病谱、生态环境、生活方式不断变化，我国仍然面临多重疾病威胁并存、多种健康影响因素交织的复杂局面，我们既面对着发达国家面临的卫生与健康问题，也面对着发展中国家面临的卫生与健康问题。如果这些问题不能得到有效解决，必然会严重影响人民健康，制约经济发展，影响社会和谐稳定。"面临错综复杂的国际环境，习近平总书记尤其牵挂"小眼镜""小胖墩""小豆芽"等在我国日益凸显的儿童健康问题。

针对"小眼镜"问题，习近平总书记在 2018 年 8 月就有关报刊刊载的《中国学生近视高发亟待干预》作出指示，"我国学生近视呈现高发、低龄化趋势，严重影响孩子们的身心健康，这是一个关系国家和民族未来的大问题，必须高度重视，不能任其发展。有关方面要结合深化教育改革，拿出有效的综合防治方案，并督促各地区、各有关部门抓好落实。全社会都要行动起来，共同呵护好孩子的眼睛，让他们拥有一个光明的未来"。

关于体育锻炼不足的问题，习近平总书记在 2013 年 4 月 2 日参加首都义务植树活动时强调："身体是人生一切奋斗成功的本钱，少年儿童要注意加强体育锻炼，家庭、学校、社会都要为少年儿童增强体魄创造条件，让他们像小树那样健康成长，长大后成为建设祖国的栋梁之才。"2020 年 4 月 21 日，习近平总书记嘱咐陕西省安康市平利县老县镇中心小学五年级 1 班学生不仅要注意视力健康，"还有身体的健康程度，由于体育锻炼少，有所下降。文明其精神，野蛮其体魄，我说的'野蛮其体魄'就是强身健体"。2020 年 9 月 22 日，习近平总书记在主持召开的教育文化卫生体育领域专家代表座谈会上讲道："我们的一些孩子体质弱，有两种情况：一种是由于营养不良造成的，这些年我们推行免费营养餐，贫困地区孩子们体质增强了，个头也长高了，这个现象很普遍。另一种情况是一些城里孩子，缺的不是营养，缺的是运动。农村孩子和城市孩子的体育锻炼要区别对待，特别是城市孩子的体育锻炼要搞上去。"

当我们研究如何防控近视时，立足点是"全面落实'立德树人'教育的根本任务"，要将学生近视当作破解教育体制机制难题的突破口。

（四）用好教育评价指挥棒，深化考试招生制度改革，扭转教育功利化倾向

教育评价改革是一项历史性、实践性难题，也是教育改革发展过程中最难啃的"硬骨头"。2020 年 10 月，中共中央、国务院印发的《深化新时代教育评价改革总体方案》公布，这是新中国第一个关于教育评价系统

改革的纲领性文件。由此，唯分数、唯升学、唯文凭、唯论文、唯帽子的评价体系"老大难"问题，开始破题。

学生成绩评定不仅仅看学业水平，还要通过德智体美劳表现、各项素质发展进步和形成高级能力素养等方面进行综合评价，由丰富的成长记录取代"只见分数"的成绩单。只要解决好教育评价指挥棒问题，就能全面充分激发教育事业发展的生机和活力，就能既保护学生的学习热情、求知欲，又能强化学生的身心与智力均衡发展。

二、存在的问题

（一）思想认识有待提高

在学校近视防控中还存在很多思想误区，比如部分地区学校领导对近视防控工作的重要性认识不足、工作力度不够、工作抓手不多，虽然将近视防控工作纳入工作考核内容，但存在权重少或考核流于形式等现象，发现问题后整改不及时，有畏难情绪。部分学校认为近视问题就是近视本身，学生入学时已经近视，学校也无能为力，既然不考核近视进展的程度，那么也就不需要采取任何措施了，忽视学生的健康利益。也有部分学校还未将近视防控工作纳入教育教学管理与绩效考核，体育课、课间休息、阳光下体育运动时间被占用或在校时间不允许离开教室时有发生，学生身心健康都受到极大影响，视力健康受到严重冲击。

学生不仅从他们所被教授的内容中学习，也从他们所处的环境和参与的其他情境中学习，且往往学习得更多、更有效。学校也许会有健康教育课或专门的视力健康讲座，但如果学校教育理念和内部的管理体系不能做到重视视力健康、心理健康及体质健康，那么学生的健康态度及健康选择无疑将会受到负面影响。

（二）关口前移亟须推动

我国儿童青少年总体近视率已经并且可能在未来相当长的一段时期内徘徊在 50%～55% 区间。产生这一问题的最大原因是未能把住"幼儿"关口。长期处于这一区间，后续儿童青少年高度近视率易出现大幅增长，将对我国未来劳动力人口素质产生巨大冲击。全国调查数据显示，2022年 6 岁儿童的近视率高达 13.89%，主要原因就是 6 岁以前的近视防控没有真正落实。事实上，对于近视防控考核，很多中小学校校长叫苦不迭，原因是一部分新生入校前已经近视或远视储备耗竭，但"板子"却要打在中小学校身上，着实委屈和无奈。有的学校自知无力回天就干脆"躺平"，使得应当肩负的"控制"学生近视发展的责任也置之不顾。因此，当务之急，是扎扎实实前移防控关口，把幼儿园作为近视防控的"第一道关口"和"主攻方向"，将幼儿近视防控纳入我国保育保教目标、《实施方案》目标，引导全社会，特别是家长、幼儿园，坚决遏制早教"抢跑"和幼儿园小学化倾向。遵循幼儿身心发展规律和年龄特点，不得超前进行小学教育，幼儿阶段要最大限度地消除影响孩子视力发展的一切不良因素，才能保证此后不近视、晚近视、缓近视。

（三）学校管理尚不到位

如前所述，近视不是孤立的问题，近视防控不能就"视"论"视"，而应将近视防控与加强素质教育、学校体育、户外活动、美育、劳动教育等相结合，与落实"五育并举""双减"政策相结合。特别是要树立"以人为本"的一体化思想，将学生健康需求和人生发展视为一个整体，将近视防控纳入学生体质健康一体化提升，用解决"小眼镜""小胖墩""小豆芽""小焦虑"等共病的一体化思维，建成"国家—地方—学校—家庭—学生"一体化纵向管理体系。要求学校对于学生健康管理具有系统性、整体性思维和理念，真正落实"健康第一"的教育理念。

具体到近视防控的日常管理，学校要建立一体化防控机制、学生体质健康提升机制、教学设计与户外活动相结合、教师定期健康教育培训机制等，制订详细的工作计划，实施有效的教学管理。形成校长牵头，班主任具体负责，学生自主管理，各学科教师全员支持的良好格局。要详细拆分近视防控工作安排，形成每日、每周、每月、每学期护眼清单式管理。常态化每日户外活动 2 小时，每周中等强度以上的体育活动达到 3 次以上，每学期都要保证一次视力监测、一堂视力健康课程，一次教室健康视觉环节监测，一次家长交流会，一次学校爱眼护眼特色活动等，强化学校责任意识，全员参与，优化学校防控手段。

（四）专项经费难以落实

调研中发现，全国仅少数地区将学校近视防控列入财政预算，大部分地区近视防控专项经费存在不确定性。部分学校特别是体量大的初、高中学校，开展学生视力健康主要危险因素风险监控、户外活动监测设备配备不足，学校缺乏专门的人员、经费和场地支持视力健康工作常态化开展，学校自主化、常态化、智慧化近视防控管理未能形成。不少学校由于缺少经费支持，为完成监测任务，不得不依托民营医院、第三方营利机构开展工作，尽管表面看学生获得免费的视力检测，但近视检出率的可信度、检测机构对学生个人信息的无偿使用、商业宣传、消费诱导、转介接诊等都将作为隐性的交换条件由学生家长买单。不少地方教育部门、学校和家长明知容易出现纠纷和舆情，但深感担忧的同时却无力改变。此外，乡村学校防控经费更为紧张，许多学校尚未改造室内采光照明，未配备可调节的桌椅，一年两次的视力监测也难以完成。

三、对策与建议

鉴于上述问题对学校开展近视防控工作影响较大，提出以下建议：

一是提高思想认识，加强学校管理。各地各校应提高政治站位，强化组织领导，认真贯彻落实习近平总书记关于儿童青少年近视防控的重要指示批示精神，严格按照《实施方案》要求，落实学校教育和管理职责，将学生近视防控工作纳入各级政府、学校教育教学管理与绩效考核，加大考核权重，把学生身心健康提到首要的位置上来。

二是防控关口前移，坚决遏制早教"抢跑"、幼儿园小学化倾向。应高度重视学龄前儿童的健康教育工作，切实抓好防控关口前移。要遵循幼儿身心发展规律和年龄特点，不得超前进行小学教育，幼儿阶段要最大限度地消除影响孩子视力发展的一切不良因素，力保不近视、晚近视、缓近视。全社会要高度重视0～6岁儿童近视防控工作，加大对家长的宣传教育力度，改变家长的错误认知，实现家庭自主管理好孩子的视力健康。在学校强化健康教育，让学生树立正确的视力健康观念，掌握丰富的视力健康知识和技能，积极培养学生"每个人都是自身健康第一责任人"的意识，主动在学习和生活中养成正确、健康的用眼行为习惯，从源头防控近视。

三是进一步落实"双减"政策，强化户外活动和体育锻炼。学校应坚持"一增一减"的教育教学改革，切实落实"减负"措施，保证近视防控工作的延续性并且常抓不懈，督促学生、促进家庭共同落实学生视力健康管理。用好"户外活动"和"体育锻炼"两个重要手段，用实际行动践行儿童青少年近视防控"光明行动"和"五项管理"，抓好手机、作业、睡眠、读物、体质等关键要素管理，改善视觉环境和设施配备。

四是强化专项资金配套，落实学校责任。各地应按照《实施方案》要求落实相关政策，教育行政管理部门牵头负责组织管理与提供支持性环境；财政要将学生近视防控经费列入财政预算，保障学生近视防控每年视力监测、健康教育、不良行为监管、风险监控等经费，从软硬件上保证学校学生近视防控工作的常态化开展，促进学校近视防控责任真正落地。特别是要加大对乡村学校的近视防控经费投入。经费不仅应用于乡村学校硬件设施的改善，还应在营造健康环境、教师健康知识和技能的培训上加大力度。同时，各地要杜绝商业和未经政府批准的机构重复入校监测，严控学生信息与监测数据外流和滥用，防止其干扰影响学生及其家庭和扰乱正常的教学秩序。

第四节　疫情影响下的近视防控

　　新冠疫情以来，我国中小学生身体素质下降明显，近视率有上升趋势。2020 年全国儿童青少年总体近视率为 52.7%，较 2019 年上升 2.5 个百分点，而同期英国、越南儿童青少年总体近视率分别为 36.7% 和 46.1%。2021 年总体近视率为 52.6%，与 2020 年基本持平，但各年龄段近视率高企，三年级达增速高峰，呈现低龄化、发展快、增幅大等特点，距达成教育部等八部门印发的《综合防控儿童青少年近视实施方案》各年龄段近视率控制指标还存在较大差距。面对疫情影响，各地迅速行动，在疫情期间，将疫情防控与近视防控两手抓，加强线上教学管理，及时下发在线教学安排与管理指导意见、加强居家学习管理、保护学生视力健康工作提示等相关文件，针对视力健康管理工作中的新情况、新特点、新问题，创新举措广泛动员全社会齐抓共管，通过"教知识、管行为、防发生、控加深"，从源头控制学生近视的发生与发展，将疫情对学生视力健康的影响降到最低。

一、疫情对近视防控的影响

　　2020 年初，新冠疫情在全国大面积暴发，给全国中小学教育带来前所未有的挑战，云端课程打破教育的围墙，"网课"飞进千家万户，网络和视频终端使用逐渐常态化，儿童青少年户外活动时间骤然减少，线上学习时间增加，极大地增加了近视发生和发展的风险，使得儿童青少年近视问题越发成为社会、家长关注的热点和焦点。

　　据教育部 2020 年 9 月对 9 个省份 14532 人的屈光状况调查中发现，与 2019 年底相比，半年来学生近视率增加了 11.7%，其中小学生近视率增加了 15.2%、初中生增加了 8.2%、高中生增加了 3.8%。可见疫情期间长时间的线上学习对学生视力的影响之大，对小学生影响尤为明显。加剧了后续近视防控工作的难度和迫切，亟须行之有效的措施弥补疫情带来的损失。

二、有效经验与举措

尽管近视率较疫情发生前有所提升，但疫情期间仍涌现出不少值得称道的做法。在我们调研的地区中，许多教育行政部门和学校通过抓主要矛盾，落实各方主体责任；树全周期理念，形成全程闭环管理；立系统性思维，形成多维制度体系，牢牢牵住"小眼镜"这一"牛鼻子"，以点带面改善学校、家长偏重智育的功利化倾向，逐步将注意力向学生健康投放、资源向学生健康聚集、力量向学生健康倾斜、责任向学生健康压实。主要经验如下。

（一）一个小组抓统筹，强化校长责任、细化分工、整体推进

1. 近视防控统筹管理

形成校长牵头领导，班主任具体负责，学生自主管理，家长督促监管的一体化学校防近管理机制和防控工作模式。每学期开展一次 6 个"一"整体推进工程，即一次学生视力监测、一堂视力健康教育课，一次教室视觉环节监测，一次家长交流会，一次爱眼海报，一次学校爱眼护眼特色活动，促进学生视力健康行为的养成。

2. 优化教学设计，确保学生有更长的户外活动和睡眠时间

一些学校通过提高作业设计质量，减少机械性重复练习，丰富课后作业的完成形式，实现个体化作业布置方式，保证学生每天 3 小时户外活动时间和每周 4 节体育与健康课。

3. 组建专门团队，力保学生健康工作顺利推进

在目前全国学校普遍缺乏校医和保健教师的情况下，配备专职健康教育教师和校医组成视力健康工作专班，为学生健康保驾护航。

4.统筹整合相关课程，将教学与学生健康行为有机结合

将体育与健康课以户外定向越野的形式与地理课相结合，保证学生的户外活动时间。将所有不依赖室内设施的课程如音乐、劳动等挪到户外开展，让学生有更多时间"目"浴阳光。

（二）一条网络管全程，实现对学生健康的全方位管理

利用信息技术手段建设学校近视防控智能化管理系统。运用"互联网+"思维，开发学生视力健康智能监测设备与学生健康大数据管理平台，建立学生视力健康智慧化教育、监测、监控、管理全过程综合防控服务体系，形成学校、家庭、专业机构学生视力健康全过程多维度的跟踪管理系统。

1.一张体检单管到底，建立学生健康档案，实施动态管理

调研学校以每年一次的学生体检为抓手，建立学生健康档案，与体质健康测试联动，将视力健康、体重管理、脊柱健康、心理健康等多项学生健康任务统筹管理，动态掌握学生健康状况，能够做到日常监测、家长同步和及时转介。

2.一份考核压责任，构建学生健康维度教师评价体系

将学生近视率、体质健康优良率、大课间出操率、体育活动参加率等指标纳入对教师的绩效考核，将"学生健康"作为一个重要维度衡量教师的工作成效。

（三）一揽子部署防疫情，倡导健康生活，关注身心成长

1.引导正确认识疫情，保障学生健康成长

广东、浙江、吉林、云南、贵州、上海、天津、江西、内蒙古等地，第一时间落实教育部关于做好教育系统新冠疫情防控工作部署。印发通知，要求各地各校开展疫情防控宣传教育，引导师生理性认识疫情，做好科学防护，保证充足睡眠，积极参加体育锻炼，增强体质，提高免疫力，养成良好的卫生习惯和健康生活方式。河北、江苏、浙江、四川、江西、甘肃、

湖北、海南、新疆、天津等地开通在线心理援助，纾解学生心理压力。

2. 部署居家防控策略，严控近视发生率

河北、河南、江苏、安徽、辽宁等地倡导学生每天适当在家进行体育锻炼，创新锻炼形式，保障体质健康，科学用眼，均衡膳食，控制和减少"小眼镜""小胖墩"的发生率。广东省印发相关文件指导全省学校布置寒假体育作业，鼓励师生加强锻炼，指导、督促家长为学生提供有利于视力保护的学习环境，控制学生近距离用眼时间，及时纠正不良用眼卫生习惯。云南省要求各地因地制宜制作室内体育锻炼和近视防控视频图解等。北京市召开电视电话会议，要求各区各校把学生生命安全和身体健康放在第一位，做好学生疫情期间体育锻炼动员、指导。天津市印发制定了小学、初中、高中学生体育锻炼指南，要求中小学生每天上午、下午各做一次眼保健操和广播体操。

3. 严控教学时长，减轻学生用眼负担

浙江省印发《关于做好中小学校线上教学近视防控工作的通知》，严格控制课程时长，科学指导电子产品使用等方式。上海市发布在线教育近视防控通知，严控在线学习强度。湖北省加强在线教学管理，召开党组扩大会议，研究中小学生在线教育教学视力保护工作，先后2次印发《教学工作提示》，对教学时长和作业等提出明确要求，要求各地教育行政部门督促所辖中小学校适当缩减教学内容、控制在线学习单元时长。举办家长在线课堂，向全省每一名家长学生印发《致全省学生及家长的温馨提示》，教育引导家长学生减少使用电子产品，强化家庭体育锻炼，营造良好的家庭锻炼氛围。福建省下发《关于进一步做好中小学延期开学期间"停课不停学"有关工作的通知》，培养学生自我管理意识和健康生活习惯，减轻学习负担。江苏、福建、海南、广西壮族自治区、安徽、四川等地方纷纷印发相关文件对授课时长提出明确要求，严格控制学生使用电子产品学习时长，严禁超负荷教学，引导学生科学护眼。河南省印发《关于做好新冠肺炎疫情防控期间中小学校网上教学工作的补充通知》，要求准确把握在线教学原则，减轻学生负担，保护学生视力。

4. 坚持"五育并举"，保障学生健康用眼

全国多个省份均印发相关文件，落实"五育并举"，对学生进行爱国主义教育、生命教育、科学教育、健康教育、艺术教育，实现自主成长，保证用眼健康，防控学生近视。各地因地制宜，将居家体育锻炼、近视防控、开展家务劳动等内容一并纳入在线教育，丰富教学内容、形式，落实健康学习计划，做到在线学习和近视防控相结合。江苏省组织编写儿童青少年肥胖防控指导手册和中小学、高校疫情防控指导手册，指导广大师生科学防护。天津市制定了小学、初中、高中学生居家劳动实践活动指南，并与体育、美育活动相结合，倡导"五育并举"。

5. 引导学前教育，呵护幼儿眼健康

全国青少年校园足球工作领导小组办公室推送幼儿体育视频课程《全家动起来》等，向媒体赠送青少年及幼儿校园足球教学、训练、游戏等视频播出版权，通过"全国校园足球官方"微信公众号展播。各地幼儿园等学前教育机构通过网络平台、微信、QQ等在线教育方式，积极倡导家长科学开展亲子活动、室内游戏，提供科学育儿知识辅导，保障幼儿眼健康。

（四）一系列宣传促防近，指导学生居家科学用眼

各省（区、市）高度重视疫情期间学生近视防控工作，充分利用居家生活、学习的特殊情境，宣传近视防控知识。通过发挥专家优势，利用电视、广播、新媒体等，宣传推广爱眼护眼知识，营造全民近视防控氛围。

1. 拓展教育载体媒介，拓宽爱眼护眼宣传

天津市发布《停课不停学——儿童青少年如何保护好自己的眼睛》，对学生线上学习如何科学护眼提供指导意见。上海市发布《疫情期间"宅"在家，收好这份儿童青少年居家用眼卫生指南》，引导学生在家科学用眼。浙江省推广《学习网课时如何科学护眼、防控近视》电子书和30集《眼记一分钟》近视防控科普动漫。湖北省组织专家编制疫情防控自我视力健康管理科普资料，举办《如何保护学生视力健康》在线课堂；发

行《学生在家用眼监督手册》，调动中小学生家长参与学生视力防控的积极性，为家长提供了子女视力健康的监督载体。江苏省推出《中小学生线上学习近视防控手册》，同时制作《江苏省儿童青少年近视防控系列短视频——强强近视就诊记》，开通"江苏省儿童青少年近视防控研究中心"微信公众号，宣传科学防控近视知识。河北省推广近视防控科普素材。陕西省建设近视防控网络平台，开展近视防控知识问答，爱眼护眼科普等活动。黑龙江省推出《疫情期间眼睛健康防护科普系列微视频》，引导学生树立眼健康意识。

2. 用好专家科普资源，指导学生科学用眼

各地采用多种形式，与全国综合防控儿童青少年近视专家宣讲团携手推进近视防控工作。浙江省专家瞿佳走进人民网谈《疫情之下的网课挑战：如何科学用眼防控近视》；倪海龙录制《宅家网课如何科学护眼防控近视》短视频并播出。湖北省专家杨莉华制作的近视防控公益宣传片在武汉市教育电视台滚动播出。山东省专家毕宏生在山东教育电视台为中小学生讲解疫情期间科学用眼知识。陕西省专家李军到西安教育电视台录制《保护眼睛，远离近视》短视频。贵州省专家朱健华讲授《疫情期间宅在家里的孩子要注意近视防控》。

三、存在的问题

调研中发现，疫情期间的近视防控除了通常存在的经费、人员、管理方法等问题外，还突出表现在两个问题上：一是学生在家用眼行为更差，导致疫情期间视力下降更快。大部分学生在家时间多于在校，在家用眼环境、用眼行为更差，受家长影响大，学校很难管控家长和学生在家的情况，仅凭学校单方面努力无法有效遏制学生近视率上升；二是学生视力监测数据并未得到有效运用。学校上报视力监测数据伊始，恰逢疫情期间，一方面，教育部和国家卫生健康委员会各自都有全国学生视力监测制度和数据管理系统，一名学生一年可能要经历多达5次的视力测试，而这些数

据尚未用于指导学校开展具体工作和干预改善学生行为、视觉环境等，与学校所期待的通过数据监测指导实践相背离。另一方面，很多学校由于技术、资源、经费、人员等方面的现实原因未能完整、如期上传监测数据，使得整体数据不够完整，难以用来评估全国总体状况。实行数据监测管理的本意是为了科学精准地开展儿童青少年近视防控工作，但上述两方面对执行数据监测制度都产生了一定的影响，难以达到开展此项工作的初衷。

四、对策与建议

鉴于当前新冠已进入"乙类乙管"阶段，后疫情时期对健康的关注应全面融入日常生活中，夯实应对风险的基础。为持续深入推进学生视力健康管理工作，针对性地解决学校教育管理中存在的问题，呵护好孩子们的眼睛，我们建议：

一是"师生家校社"防近政策闭环应强化家长责任。家长应对孩子近视防控尽责。尽管学校可以通过家长会等方式在一定程度上触及家长，但作用有限，更重要的是动员全社会力量，如公益广告、公益宣传片等渠道为家长传递正确知识和健康意识，引导家长形成健康行为，扭转其错误的育儿观念。

二是注重大数据应用，引导科研攻坚。深度挖掘监测数据的实用价值，推动数据转化为近视防控的有效策略、管理标准等，补齐防控政策短板，引领学校开展行之有效的精准防控。

第五节　数字技术在近视防控中的运用与前景

2019 年 5 月 16 日，习近平总书记在向国际人工智能与教育大会的贺信中指出："中国高度重视人工智能对教育的深刻影响，积极推动人工智能和教育深度融合，促进教育变革创新，充分发挥人工智能优势，加快发展伴随每个人一生的教育、平等面向每个人的教育、适合每个人的教育、更加开放灵活的教育。"根据《国务院关于印发新一代人工智能发展规划的通知》《中国教育现代化 2035》等文件精神，在新时代教育数字化的背景下，儿童青少年视力健康的提升，应从新的角度，运用新的理念，采用先进的智能化信息技术手段破解难题。

越来越多的地方尝试采用"互联网 +"技术，搭建学生视力健康数据管理平台。该技术应用所到之处，不仅可以实现视力监测全覆盖，做到视力监测高效、快捷、精准，以及监测数据管理、反馈、考核、评估一体化，还能形成学校、家庭、专业机构和学生个人对视力健康的全过程跟踪管理。通过大数据管理系统的评估反馈，能够指导地方、学校、家庭和个人有针对性地开展近视防控，切实做到早筛查、早预警、早干预，是降低近视率和控制近视进展的智能助手。

一、数字技术的概念和价值

数字技术是指利用离散化的数字信号对信息进行处理的技术。数字技术所处理的数字信号具备一定的稳定性和精度，传输过程不受传输质量和距离的限制，处理更加方便和快速。数字技术的基础是信息技术，特别是计算机技术。计算机通过二进制的构造，实现了计算、存储、展示的数字化。在计算机硬件的基础上，进化出了计算机软件技术；在计算机软件的基础上，又接入互联网，实现了数据的互联互通，通过大数据的积累，经过数字技术的算法实现优化与决策。因而，它具有两方面的应用价值：

一是二进制化带来的存储价值。传统存储媒介储存的信息量非常有限，而计算机存储技术基于二进制，特点是存储量大，一个小小的硬盘，就可以存储一个图书馆的信息量。目前信息存储技术已发展到云存储时代，一小时产生的数据量，就远远大于信息革命之前一年的数据量。所以，数字技术的第一层应用就是数据有了一种全新的存储方式，这种基于二进制的存储方式，带来的是信息储存价值。

二是流程化带来的管理价值。计算机程序从本质上执行的是应用逻辑，它有三个基本结构：顺序结构、选择结构和循环结构。这三种基本底层逻辑，用程序软件表达出来，实际上就是一个个的流程逻辑节点。这个流程节点的表达，最直观的应用价值就在于"管理"。人类上一个阶段的管理是借助纸张技术实现的。纸被人类用来记录存储，同样用来进行流程节点管理，比如：签字盖章代表某个节点的完成。进入信息时代后，开始应用计算机软件来描述"电子流"节点，所以很多的计算机软件实际上是代替了传统的基于纸张的管理，它的直接应用价值就是"管理价值"。而且，基于软件的流程部署，不同于实物产品，它没有 BOM 成本（Bill of Material，物料成本）①。所以，其管理价值的边际成本很低。

二、数字技术在近视防控中的应用

目前，数字技术正广泛应用于现代经济活动中，提高了经济效率、促进了经济结构的加速转变，数字技术也逐渐应用于近视的监测与防控。

在近视预测预警方面，有研究者选取了 RF（随机森林）、自适应提升、装袋、梯度提升和 XGBoost 这 5 种算法分析儿童、青少年屈光数据，通过同一对象 2 个时间点的检查数据训练模型，预测后一时间点是否近视。其中 RF 模型表现最佳，预测准确度可达 92.8%。

眼轴是监测近视发展的重要指标，但其与屈光度变化的定量关系尚不明确。北京大学人民医院眼科研究人员收集了 1011 例青少年的眼部光学参数和社会学信息，采用立方 SVM（支持向量机）等 6 种 ML 模型处理多模态数据，使用 5 折交叉验证法训练和测试模型，预测不同年龄跨度近视人群眼轴增长 1mm 所对应的 SER 变化量。结果发现 SVM 表现最佳，其 AUC 达 0.98，准确率为 93%。

在近视控制方面，成都某公司应用数字化定制技术，通过角膜地形

---

① BOM 成本属于产品的直接成本，表现为制造 1 件完整的产品所需要花费的所有成本，每一分钱与消费者拿到手中的产品组成都有明确的对应关系，我们称之为 BOM 成本。

图采集患者全角膜前表面的近万个角膜曲率值，然后在电脑上模拟出角膜的前表面形态，再进行点对点的镜片设计。通俗地说，传统的验配就像我们去买衣服，有 S、M、L 等很多码数，我们是根据自己的身材去选择一个合适的码数。而数字化验配，医生就像是一个裁缝，先量尺寸，再根据尺寸定制衣服，这样衣服更合身。全数字化定制的角膜塑形镜也是这个道理，电脑上根据患者眼部参数设计出的镜片，不仅更贴合患者的角膜形态，佩戴的舒适度更佳、控制效果更好，还可以解决一些复杂、不规则角膜形态的验配，给了患者一个更好的选择。

在近视群防群控方面，武汉视防开发了基于智能硬件、物联网技术、数字技术与大数据云计算及社会化服务于一体的智慧化健康管理云平台，科学、系统地解决了近视防控工作中存在的一系列监测预警、健康教育、行为干预、综合管理问题。

三、近视防控数字技术应用实例

在传统的近视防控工作中，对目标人群实施科学、有效、及时的视力健康管理一直是一道难题。青少年视力健康状况监测、视力健康影响因素调查、防控效果评估，以及视力健康知识的宣传教育等基础性工作，需要投入大量的人力物力。因而，大多数情况下不得不采取一些随机抽样、以点带面的方式，这样对全面改变儿童青少年的不健康用眼行为、提高青少年的视力健康水平发挥作用比较迟缓。如何投入有限的人力成本，真正使视力筛查快速、简单、易行，数据统计与分析更精准、及时；如何在近视发病机制仍不清晰的情况下，基于危险因素的公共干预政策，借助信息化手段全天候记录儿童青少年的用眼姿势、用眼环境、用眼时长等数据，从而精准识别近视发生与发展中的危险因素与保护因素；如何大范围地整合电子化、结构化的视力健康档案并建立眼视光大数据平台；如何用大数据方法训练数字技术近视预警模型，并以低廉的成本快速在全国复制推广，真正做到近视防控的早预警、早干预；如何使视力健康知识的宣传教育生动有趣、融入日常生活，有效增强各类人群的视力健康意识，逐渐养成正确的视觉健康行为等，这些问题都亟待解决。

通过"互联网＋"建设的云智能视力健康管理系统是一种创新型视力健康危险因素客观计量和辅助干预系统。该系统通过群体防控软件——家庭防控 App 个性化专业服务 HIS 软件实现了多场景互通管理，为全人群、全周期和多场景的综合防控提供有力辅助。该系统包括视力健康检测设备（云智能视力监测仪）、视力健康影响因素监测设备（云智能视觉行为监测仪）和其他视力健康管理应用前端。

学校场景主要包括云智能视力监测仪、云智能视觉行为监测仪、电子产品使用情况与读写姿势监测手机应用程序。云智能日间户外活动与课间远眺监测仪安装于学校户外运动场所和走廊，通过智能识别算法可以实时自动统计各个场所各类活动的学生参与人数的多少以及时长，从而准确、客观地帮助教育行政部门对各学校日常近视防控措施的落实情况进行考核。

电子产品使用情况与读写姿势监测手机应用程序部署于儿童青少年使用的智能手机上，应用程序利用图像测距和人脸关键点识别等方法对儿童青少年电子产品使用时间和距离进行监测和实时干预，对不良的读写姿势，如距离过近、歪头斜视、颈椎过度弯曲等进行监控和实时干预，并可以为班主任和家长提供监控结果，以便于对学生进行针对性的督导。这种方式比传统的矫姿杆、握笔器等限制性硬件更具针对性和人性化。

云智能视力健康管理系统通过对接部署于学校的各类视力健康监测仪器与设备，可收集相关信息数据，形成完整的个人视力健康电子档案，进而通过大数据模型分析和个性化评估，最终生成全国、省、市、区、校及个人视力健康报告，从而为学生群体和个体提供针对性干预建议。教育行政部门、老师、学生及家长也可通过该平台进行网上视力健康档案信息查询，接受视力健康教育和健康素养测评。

1. 日间户外活动：采集操场实时画面→系统智能识别操场人数→记录

日间户外活动人数→统计日间户外活动参与情况。

采用网络摄像机对学校操场进行实时数据采集，再通过智能算法识别系统实时分析在操场上参与阳光活动的人数，并累计记录参与阳光活动的人数与时长，形成各层级分析报告。

2. 课间远眺：采集走廊实时画面→系统智能识别走廊人数→记录课间远眺人数→统计课间远眺参与情况。

通过网络摄像机对走廊的实时数据采集，通过智能算法识别系统，实时分析进行可见远眺人数，并累计记录可见远眺参与人数与时长，形成各层级分析报告。

3. 读写姿势：运行手机中的视力健康App→开启智能读写姿势识别系统→记录读写错误姿势→保存识别结果。

通过这一应用程序可在儿童青少年进行读写时，对其读写姿势进行实时监督，对错误姿势进行纠正提醒，同时进行错误姿势的记录统计，形成可视化的统计反馈，帮助儿童青少年了解姿势错误的发生情况并督导纠正。

4. 电子产品使用：运行手机中的视力健康App→开启手机使用时长提醒→记录手机使用时长→记录并提醒手机超时使用情况。

使用视力健康App可记录儿童青少年的手机使用情况，当手机使用时间过长时，对其进行休息提醒，帮助其合理适度使用手机。

5. 教室与保健室视觉环境勘察评估：使用教室环境勘察记录终端，对教室与医务室视觉环境监测数据进行记录，记录完成后，系统自动完成各项指标判定，通过环境勘察记录终端及时查看达标情况，同时形成以区域、学校、年级的教室与医务室视觉环境勘察评估报告。

6. 日常视觉行为环境问卷评估：通过视力健康App与专业防控机构的平台，定期采集儿童青少年的日常行为环境评估问卷，通过问卷调查结果，结合个人的视力状况、屈光状态、眼屈光发育情况，以及日常读写姿势等相关信息，可形成儿童青少年视力健康管理个性化干预方案，提高视力健康管理质量。

四、未来发展趋势

综上所述，国内在学生视力健康的智能化研究领域已开展了一些基础性的、有价值的、局部性的探索，但还未能结合每年监测上报的大数据对改善学生视力健康进行人工智能深度学习和提出个体化的干预或解决方案。此外，学生视力健康涉及多个环节，不仅是裸眼视力和屈光度，目前的研究对学生视力健康问题普遍缺乏整体化思维，对其问题的成因、各问题表现之间的关联、过程发展、环境、监测、管理和教育的作用认识存在割裂，各指标数据存在"信息（数据）孤岛"和"信息（数据）隔离"，提出的解决方案往往"头痛医头，脚痛医脚"，原因分析与干预手段往往缺乏对应关系，方法手段粗放单一落后，对人工智能（机器学习、决策树、生成式人工智能）、大数据、边缘计算等现代信息技术的运用相对缺乏。

未来将学生体检、体质测试、日常体育活动时长、视力监测、心理监测、健康教育等固态数据和动态数据"信息（数据）孤岛"以学生个体为单位进行整合，建立学生数字化健康档案，实现体质健康各相关因素互联互通，能够呈现不同层次的学生群体和学生个体的立体的健康画像。此外，根据实际需求实现对不同区域、学段学生开展针对性、个性化的数据采集和分析是可预见的趋势。这些技术的运用能够帮助教育真正实现从学生"视力监测""体质测试"到学生"健康管理"的转变，中国教育科学研究院已联合相关单位、机构着手开展相关研究。

国内外经验与启示

第四章

◆

国内经验及典型案例

第一节　湖北省经验

湖北省深入学习贯彻习近平总书记关于儿童青少年近视问题的重要指示批示精神，省委、省政府高度重视儿童青少年近视防控工作，主动作为、创新机制、多措并举、精准施策，建立完善政府主导、部门联动、学校落实、家庭参与、社会动员的工作机制，积极推进儿童青少年近视防控工作，取得了积极进展和成效。2018年，武汉市被授予全国第一个青少年学生视力健康管理示范区，2020年在全国综合防控儿童青少年近视工作评议考核中，湖北省得分排名全国第三。2018年，湖北省儿童青少年近视率为51.7%，2019年为51.4%，2020年为54.24%（由于湖北省受疫情影响最重，学生居家时间最长）、2021年为52.06%，2021年较2020年下降2.18个百分点。

一、开拓创新，健全机制

（一）健全组织与管理保障机制

湖北省成立了以分管副省长为组长，省政府办公厅、省教育厅、省卫生健康委、省体育局等主要负责同志为副组长的省综合防控儿童青少年近视工作领导小组。省教育厅和省卫生健康委与全省 17 个市（州）政府签订了《全面加强儿童青少年近视综合防控工作责任书》。各地基本上成立了多部门参与的综合防控儿童青少年近视工作领导小组或工作专班，出台了市、州、县（市、区）级和学校三级实施方案或工作细则，明确部门责任、确定防控目标、统筹协调推进。

部分市、县成立了近视防控专门机构，武汉市组织多学科专家成立武汉市学生视力健康管理专家委员会，创新机制成立湖北全省第一个非营利性专业技术服务机构——武汉市青少年视力低下防制（预防控制）中心，形成了以市教育局为主体负责组织实施，市视防中心配合卫生、教育等部门承担全市中小学生视力健康管理技术指导与技术服务工作，为学生视力健康管理的全过程、全周期服务提供保障的新型服务模式。新模式产生了良好的效果：一是将"养人"转变为"养事"，二是让专业的人做专业的事，三是监管与实施职能分开，保障视力健康管理工作有效推进，实现了防控成本降低、科学性增强、工作效率提升"一降、一增、一升"的三重效应。宜昌市、咸宁市、汉川市、枝江市、潜江市、安陆市、监利市、英山县、嘉鱼县等市县也相继成立了专门的中小学生近视防控专业机构。"政府主导、部门联动、学校落实、家庭参与、社会动员"的近视防控体系逐步建立完善。

（二）印发实施系列政策文件

湖北省教育厅等八部门印发《湖北省综合防控儿童青少年近视实施方案》（鄂教体艺〔2019〕4 号），提出全省工作目标，明确教育等 8 部门职责分工和工作要求，突出政府部门在儿童青少年近视防控工作中的主导地位，强化政府部门责任；专门为中小学校、幼儿园、家庭、学生以及医疗机构开具《近视防控行动处方》，进一步明确学校、幼儿园、家庭、学生和医疗机构的工作责任。同时，分类实施《近视防控行动处方》，提高了近视防控工作的针对性和操作性。2020 年 9 月，省教育厅、省卫生健康委、省体育局联合印发《湖北省综合防控儿童青少年近视工作评议考核办法（试行）》的通知（鄂教体艺〔2020〕3 号），明确评议考核原则、内容与步骤，细化评议考核要点与分值，确保目标完成。湖北省卫生健康委印发《综合防控儿童青少年近视实施方案重点任务委内分工方案》，明确了各处室职责和任务，并要求各地参照《委内分工方案》细化本地时间进度和责任分工。2020 年 10 月，湖北省卫生健康委印发《关于开展儿童青少年近视防控适宜技术试点工作的通知》，在全省开展儿童青少年近视防控适宜技术试点工作。

（三）强化经费保障

2020 年和 2021 年，湖北全省各地共投入 2.15 亿元用于中小学校课桌椅配备及教室灯光改造。印发《湖北省中小学校卫生室建设和校医配备实施方案》，建立多渠道校医配备和医疗卫生服务工作机制。投入资金 800 万元，在全省建设 40 所"博爱校医室"。十堰市茅箭区投入 1200 多万元，对辖区学校教室灯光进行改造。投入 500 万元专项资金，全力推进学校卫生室和心理健康辅导室的建设，通过"引医入校、医校合作"的形式，和市妇幼保健院合作，每年划拨资金 119 万元用于支付校医工资，实现了辖区学校医务室（保健室）全覆盖、心理健康辅导室全覆盖、卫生保健人员全覆盖。鄂州市卫生健康部门点对点向学校派驻校医和健康副校长参与、指导学校的卫生工作，校医每周驻校 1～2 天，公办学校校医、保健教师配备率达 100%。武汉市教育局通过项目管理的方式，每年度安排近视防控专项资金 1060 万元，为全市中小学生视力健康教育、监测预警、综合干预、动态管理等基本公益服务提供保障。

二、加大力度，落实举措

（一）召开系列会议，部署推进年度工作

2019 年、2021 年和 2023 年，湖北省教育厅、湖北省卫生健康委分别召开湖北全省综合防控儿童青少年近视暨学校卫生与健康教育电视电话会

议和全省学校卫生工作培训会议，对全省近视防控工作进行再动员和再部署。要求各地教育、卫生健康行政部门把综合防控儿童青少年近视纳入履职尽责和目标考核的重要内容，建立一把手负总责、分管领导直接负责、职能部门具体负责的责任体系，压实儿童青少年视力管理职责。

（二）加强监测预警，开展视力筛查全覆盖

严格贯彻落实每学期 2 次视力监测制度要求，印发通知，部署做好全省中小学生春季、秋季 2 次视力监测主要信息报送工作。健全学生视力健康档案，及时反馈视力监测结果，进行风险预警，做到早发现、早预警、早干预；坚持近视防控关口前移。全面开展 0～6 岁儿童眼保健和视力筛查工作。制定《2022 年儿童青少年近视筛查工作方案》《2022 年湖北省学生常见病和健康影响因素监测与干预工作方案》，对全省 17 个市州 103 个县（市、区）中小学生开展视力筛查全覆盖，依据监测结果开展针对性干预。

（三）坚持战略前移，管理模式不断创新

各地逐步树立"健康第一"的理念，坚持以预防为主，实施学生视力健康管理战略前移，全面加强源头防控。武汉市创新中小学生视力健康管理模式，构建"集健康教育、监测预警、综合干预、动态管理于一身"的学生视力健康管理模式，在实践中取得较好成效，得到教育部的充分肯定。鄂州市制定《儿童青少年视力数据管理中心档案管理制度》《鄂州市儿童青少年视力健康管理工作模式》。武汉、咸宁、汉川等地设立视力健康管理校长工作室、学生视力健康管理技术指导工作站或服务中心，加快视力健康智慧化管理学校的创建，创新推动学校学生视力健康管理科学规范开展。湖北省依托武汉成熟的经验与模式，针对学生群体特性和影响近视发生与发展的复杂社会因素，形成了全省学校学生视力健康管理工作规范和"教知识、管行为、防发生、控加深"的工作方针。

（四）加强宣传教育，健康理念持续深入

在全省组建由多学科专家、教育行政部门管理人员和大学生组成的湖北省中小学生近视防控宣讲团，发布政府、学校、学生、家长、专业机构5个不同类别宣讲课件，在全省17个市、州开展全覆盖宣讲。编印《儿童青少年近视防控工作极简手册》，制作学生视力健康教育部门提示卡、校长提示卡、教师提示卡、学生提示卡、家长提示卡，全省推广应用。统一全省学校近视防控宣传标识，传播健康理念。武汉市组织专家编制幼儿园、中小学生、校长学生视力健康系列科普读本，从政策、责任、科普知识等方面开展视力健康宣传教育。各地组建市级中小学生近视防控宣讲团，开展广泛宣讲，将视力健康教育公益课作为新生家长的必修课，部分地区开发课程资源，将近视防控知识纳入健康教育课程，通过发放《新生家长手册》《视力健康管理之告家长书》，提升家庭近视防控知识和意识，形成家校协同育人合力。各地充分利用"师生健康 中国健康"主题健康教育、近视防控宣传教育月、"6·6爱眼日"等活动，广泛宣传近视防控科普知识，营造全民防控氛围，推动近视防控和健康教育深入人心。

（五）强化体育锻炼，多措并举落实"双减"

切实做到"一增、一减、一保障"：增加体育锻炼和户外活动、减轻不必要的课业负担、强化条件保障。积极稳妥推进"双减"：研究出台20余项配套政策措施，建立29个部门参与的"双减"工作协调机制，指导督促各义务教育学校出台作业管理办法，制定作业校内公示制度，切实减轻课业负担。深入推进校外培训治理：全省义务教育学科类培训机构压减至352家，压减率92.47%，全面开展课后服务，实现全省4169所应开展课后服务学校全覆盖，制定"五项管理"措施，组织全省3000余名责任督学到校督促落实"双减"，要求切实减轻作业负担和校外培训负担。贯通体育锻炼：印发《关于全面加强和改进新时代学校体育工作的若干措施》《关于深化体教融合促进青少年健康发展的实施意见》，在武汉市江岸区等

12个县、区开展体教融合示范试点。开齐开足上好体育课，建立健全体育家庭作业制度，着力保障学生每天校内、校外各1小时体育活动时间。

（六）培育典型示范，示范引领初显成效

持续推动武汉全国青少年学生视力健康管理示范区，咸宁市、宜昌市全国改革试验区和武汉市江汉区、宜昌市伍家岗区、汉川市、监利市等全国试点县市建设，省财政给予试验区100万、试点县50万元奖补。支持武汉、咸宁、汉川等地设立视力健康管理校长工作室、学生视力健康管理技术指导工作站或服务中心，加快视力健康智慧化管理学校的创建，推动学校学生视力健康管理科学规范开展。

（七）充分发挥省技术指导中心作用

在湖北省卫生健康委疾控处的领导与湖北省教育厅体卫艺处的指导下，湖北省技术指导中心认真履行学生视力健康宣传培训，服务示范、指导咸宁、汉川、英山等地运用武汉成熟的模式和技术成果，帮助学校全面高效规范地开展学生视力健康宣传教育、监测建档与风险监管基本公共服务，让"武汉经验"在湖北省内广泛应用，取得较好成效。

（八）强化行业监管，净化市场环境

湖北省教育厅、湖北省卫生健康委、湖北省市场监管局联合印发《关于进一步规范校园视力检测与近视防控相关服务的通知》，进一步规范校园视力检测。加大近视防控监管力度，开展儿童青少年近视防控产品违法违规商业营销宣传专项整治行动，重点检查学校周边眼镜店、视力矫正机构等经营户，检查户外广告。加强近视防控类广告在线监测，发布《"儿童青少年近视防控类"专项监测报告》，印发《关于儿童青少年近视防控产品服务广告的审查提示》，不得使用"康复""恢复""降低度数"等误导性营销宣传广告，净化广告营销市场环境，有效杜绝近视防治虚假广告进校园，切实维护儿童青少年健康和权益。

三、健全模式，树立典范

（一）注重宣传教育

在湖北全省组建由多学科专家、教育行政部门管理人员和大学生组成的湖北省中小学生近视防控宣讲团，发布政府、学校、学生、家长、专业机构5个不同类别宣讲课件，在全省17个市州开展全覆盖宣讲。编印《儿童青少年近视防控工作极简手册》，制作学生视力健康教育部门提示卡、校长提示卡、教师提示卡、学生提示卡、家长提示卡，全省推广应用。统一全省学校近视防控宣传标识，传播健康理念。武汉市组织专家编制幼儿园、中小学生、校长学生视力健康系列科普读本，从政策、责任、科普知识等方面开展视力健康宣传教育。各地组建市级中小学生近视防控宣讲团，开展广泛宣讲，将视力健康教育公益课作为新生家长的必修课，部分地区开发课程资源，将近视防控知识纳入健康教育课程，通过发放《新生家长手册》《视力健康管理之告家长书》，提升家庭近视防控知识和意识，形成家校协同育人合力。各地充分利用"师生健康 中国健康"主题健康教育、近视防控宣传教育月、"6·6爱眼日"等活动，广泛宣传近视防控科普知识，营造全民防控氛围，推动近视防控和健康教育深入人心。

（二）强化示范引领

积极贯彻落实国务院领导的批示精神，巩固武汉全国青少年学生视力健康管理示范区成果，结合湖北省各地实际情况，加快武汉近视防控成果的应用，在全省大力推广武汉成熟的模式与经验，推进全省学生近视防控工作全面统一科学规范高效开展。

（三）加强整体合力

成立国内首家关于学生视力健康管理服务的社会组织——湖北中小学生视力健康管理服务公益联盟，联合武汉市视防、相关企业、咸宁视防、英山视防等机构，动员社会力量，整合社会资源，将各地区专业机构打造成地方标杆和服务明星，从而进一步扎实地推进湖北省综合防控儿童青少年近视防控工作，有效地控制学生近视的发生与发展。

（四）严格评议考核

把儿童青少年总体近视率纳入省委、省政府"健康湖北"行动的考核指标体系，纳入教育督导重要内容，以督导考核层层压实防控责任。在全省开展儿童青少年近视防控评议考核，及时将考核结果向各市州反馈。要求各市州人民政府对照近视评议考核反馈的问题，列出整改清单，制定整改措施，加强整改落实，报送整改情况报告。并对连续两个年度考核评议"C"等的市州人民政府责任人进行约谈，推动各地落实近视防控责任。

5年来，湖北省从学生近视的根源问题出发，在"创新"上动脑筋，在"落实"上下功夫，建立了具有湖北特点的儿童青少年近视防控话语体系、理论体系、政策体系、组织体系和运行体系。未来还将认真学习其他省市先进工作经验，持续巩固全国示范区工作成果，教卫协同、教体融合，构建社会共管责任体系，促进儿童青少年身心健康、体魄强健、全面发展。

第二节　温州市经验

为深入贯彻落实习近平总书记"共同呵护好孩子的眼睛，让他们拥有一个光明的未来"的重要指示精神，浙江省温州市2018年8月在全国率先实施"明眸皓齿"工程，创新开发了全国首个集"筛、防、控、诊、治"于一身的学生视力健康管理信息平台，连续10次完成全市超百万中小学生近视普查，被誉为近视防控的"温州模式"，并获批成为全国唯一一个儿童青少年视力健康管理先行示范区。2022年，温州全市中小学生总近视率为49.88%，为浙江省最低。

一、建立机制，政策落地有保障

2019年3月，温州市人民政府召开"明眸皓齿"工程动员大会，印发儿童青少年近视综合防控实施方案。会议要求坚持统筹谋划、强力推进，把近视防控作为"一把手"工程，成立由教育、卫生健康、体育、财政、人社、文化广电、市场监管等部门参与的温州市儿童青少年近视防控工作领导小组，明确责任主体、任务分工和工作目标，并现场签订责任书。温州市政府连续5年都将"明眸工程"写入政府工作报告，列入年度民生实事和督查考绩项目。

（一）加强组织领导

温州市委主要领导带头调研，亲自审核调研报告，提出实施意见。市政府主要领导召开政府常务会议专题研究，并在全市"明眸皓齿"工程动员大会上部署工作。分管副市长担任市儿童青少年近视综合防控工作领导小组组长，牵头建立定期会议制度和信息通报制度，与县级政府签订近视防控工作责任书。

（二）出台实施方案

温州市政府办公室印发《温州市儿童青少年"明眸皓齿"工程实施方案》，明确近视防控工作目标和主要任务。市教育局联合市卫生健康委、温州医科大学附属眼视光医院制定出台《儿童青少年近视普查工作流程》《儿童青少年近视防控指南》《中小学生假期护眼指南》等配套技术方案，推动工作落实。

（三）落实经费保障

温州市、县两级严格将近视防控所需设备、普查、宣教等经费纳入同级财政年度预算，设立儿童青少年近视防控专项经费，为"明眸工程"和近视综合防控改革试验区创建工作提供强有力保障。3年间，温州市先后投入2.77亿元用于优化校园视觉环境，对全市近2.4万间教室实施灯光照明改造，采购与更换可调节课桌椅和交互式多媒体。投入 1800 多万元，为 1000 多所学校配置了网络化近视检测设备，为全面开展普查工作提供保障。

（四）相关核心政策

2019 年 3 月 12 日印发《温州市儿童青少年"明眸皓齿"工程实施方案》，制定"明眸皓齿"工作目标，明确主要任务和具体实施步骤等；

2021 年 10 月 24 日印发《温州市建设"全国儿童青少年视力健康管理先行示范区"工作方案（2021—2025 年）》，要求切实发挥先行示范作用，深入打造儿童青少年视力健康管理全国典范，进一步提高工作目标，深入实施"五大行动计划"；

2022 年 2 月 28 日印发《温州市教育局关于严格落实中小学幼儿园近视防控综合基本规范的通知》，要求全面普及科学用眼知识，严格落实近视综合防控措施，助力温州高质量建设"全国儿童青少年视力健康管理先行示范区"；

2022 年 6 月 1 日印发《温州市教育局等四部门关于开展 2021 年度全市儿童青少年近视综合防控工作评议考核的通知》，组织开展 2021 年度全市综合防控儿童青少年近视工作评议考核；

2022 年 6 月 6 日印发《温州市儿童青少年近视防控适宜技术试点推进工作方案》，指导各试点县（区）科学、规范开展儿童青少年近视防控工作，推广儿童青少年近视防控适宜技术，有效降低儿童青少年近视率；

2023 年 7 月 18 日印发《温州市卫生健康委员会关于公布温州市首批儿童青少年视力健康服务联盟单位遴选结果名单的通知》，旨在有效提升近视防控诊疗服务水平，强化示范引领作用。

二、先行先试，举措创新见成效

（一）强化数字赋能，高质量实施精准防控

温州市坚持发挥信息化和大数据优势，通过学生视力全覆盖筛查和个

性化预警等手段，助力儿童青少年近视综合防控。

一是打造近视防控信息平台。针对近视普查基数大、防控手段缺乏等问题，温州市创新开发了全国首个集"筛、防、控、诊、治"于一身的学生视力健康管理信息平台，首次实现近视普查"可信、可行、可及、可支付"。通过不断优化升级，该应用建立了"一平台、三系统、五方管理"的综合防控架构，实施了"政府引领、清晰本底、科学预警、教医联动、家校协同"的精准防控模式。应用可提供智慧筛查、在线咨询、风险预警、科普宣教、预约挂号和黑白名单等核心服务，实现统一标准、数据共享、多跨协同，形成"普查—分析—预警—干预"环环相扣的闭环管理机制。该项目获得了2022年浙江省改革突破奖、浙江省数字化改革最佳应用等荣誉。

二是建立学生视觉健康电子档案。依托学生视力健康管理平台，成功建立"覆盖全市、不可修改、一生一档、档跟人走"的学生视觉健康档案并随儿童青少年入学实时转移。目前，温州全市110万中小学生视力健康电子档案建档率100%，全市0～6岁儿童的眼保健和视力检查覆盖率、视力健康电子档案建档率达93.65%，平台使用率和家长查询率均达100%。已连续10次完成全市域超百万的中小学生近视普查、预警和防控工作，向20多万近视发生早、发展快、高风险的学生发出近视预警，推动中小学生近视矫正率不断提升。

三是迭代升级学生健康管理系统。2021年，温州市财政投入100多万元建设温州市学生健康管理平台，通过数字化的学生体检系统、因病缺课管理系统、学生晨检管理系统、教学环境监测系统，全方位采集学生健康数据，完善充实学生健康档案，为科学分析学生健康提供基础数据支撑。

（二）强化专业指导，高标准引领科学防控

温州医科大学附属眼视光医院是教育部近视防控与诊治工程研究中心、全国综合防控儿童青少年近视专家宣讲团团长单位，也是国内眼科领域唯一拥有国家临床医学研究中心、国家重点实验室、国家工程技术研究

中心、国家药监局重点实验室4个国家级平台的医疗机构。为了充分发挥温医大眼视光医院在近视防控领域权威和引领作用，温州市设立近视防控指导中心，成立专家委员会，全面整合优势资源，大胆探索创新。

一是率先发布共识，引领技术标准。配合教育部制定、编写了《儿童青少年近视防控工作评议考核方案》和《〈综合防控儿童青少年近视〉解读》等；组织召开中华眼科学会视光学组"近视防控"论坛，制定、发布《儿童青少年近视普查工作流程》等三项共识；受国家卫生健康委员会委托，牵头编写、制定了《儿童青少年近视防控健康教育核心信息》（4个版本）。针对全国儿童青少年近视防控尚缺乏系统标准体系的现状，联合研制发布《中小学校教室照明技术规范》《手摇式升降课桌椅》等团体标准，助力视觉环境规范化建设。

二是创新科学预警，强化科研转化。研制开发学生近视防控信息化平台，可实现任务管理、统计报表、决策分析、智能预警等功能，推行可信、可行、可及、可支付的学校普查模式，精准掌握全市中小学生近视率、近视发生率、近视欠矫率等变化情况。平台实现信息化预警，将近视发生快、风险高的学生列入预警对象，定期为班级、学校、家长提供分析报告，为政府、学校、医院、家庭提供最优的近视筛查与防控整体解决方案。针对新冠疫情前后学生视力的变化，科学分析检测结果和线上教学对学生视力的影响，第一时间向学生及家长发出预警，提供近视防控指导意见。此外，温州市充分利用眼视光科技创新综合体——"中国眼谷"这个科创平台，不断推进眼视光产业生态建设，引导企业加快近视防控药品、器械等的研发、转化和生产，切实提升近视防控水平。

三是创新科普形式，壮大宣讲队伍。创办全国首家现代化的眼健康科普馆，成立眼健康联盟，在全国各地指导建设40多家眼健康科普馆，科学有效推进近视防控工作的温州样本。牵头研制《学前、小学、中学等不同学段近视防控指引》《近视防控三十问答》等科普素材，并由教育部发布；将眼健康知识深入融合到体育、科学等不同学科中，创新编写三套《近视防控》教材，纳入浙江省健康教育地方课程教材体系。《学习网课时如何科学用眼防控近视》在线传阅量超过 200 万人次，并成为全国综合防控儿童青少年近视联席会议机制和国家卫生健康委员会近视防控相关文件制定蓝本。此外，温州医科大学创建了全国首个"大学生近视防控科普团"，牵头全国大学生近视防控宣讲团联盟，吸引北京大学等 70 多所高校加入，目前已开展各种形式的科普宣讲活动 2000 余场，覆盖北京、上海、浙江、广东、四川等 31 个省市。

三、温州模式，近视防控"金名片"

近视防控是一项长期系统工程。温州聚焦破解儿童青少年近视高发和低龄化的突出难题，精准施策，打出了一套防治结合、以防为主的组合拳，建立了"政府主导、学校主体、教医协同、五方协作、家校联动"的近视防控"温州模式"，打造出区域儿童健康优质共享的"金名片"。

（一）先行先试，积极探索"三全三体系"

经过 4 年多的实践，改革取得显著成效。

一是全覆盖普查、数字化支撑，探索构建学生视力监测管控体系。完成 10 次全市域 110 万名中小学生近视普查，每次普查率均在 99.5% 以上。温州市中小学生总体近视率从 2018 年的 54.5%，下降至 2022 年的 49.88%，位居浙江省最低水平。依托普查大数据，建立"一生一档、档跟人走、不可修改"的视觉健康数字档案。

二是全场景防控、标准化引领，探索构建学生视力健康标准体系。"明眸皓齿"工程连续 5 年入选政府民生实事工程，2018～2021 年利用 3 个暑假对全市 2.4 万间教室实施灯光照明标准化改造，完成《温州市中小学及幼儿园教室照明技术规范》和儿童青少年近视筛查标准等建标创标工作。

三是全方位联动、闭环化管控，探索构建学生健康用眼管理体系。实施医校联动，累计培训校医、保健教师等校园近视防控人员 5000 多名。

强化家校联动，"护眼妈妈团"开展1500多场进乡村进小区公益宣传活动。坚持课上课下联动，规范课堂电子教学产品应用，刚性保证学生校内校外体育活动各1小时。加强校内校外联动，对全市5000多家社会培训机构的视觉环境开展督查，确保不留死角和盲区。

（二）且行且思，着力形成"五方合力"

先行先试过程中，温州市深刻认识到近视综合防控是一项系统工程，需要顶层设计，多方协同，齐抓共管。

一是努力促成"一个共识"。温州市委、市政府明确提出，近视防控既是儿童青少年个体的卫生健康问题，更是影响国计民生的重大发展问题，各地各部门必须将其作为一项硬指标、硬任务坚决抓好。

二是依托借助"一个力量"。近视防控专业性强，温州市坚持发挥温州医科大学眼视光医院在近视预防、控制、诊断、治疗等领域的领先优势，实现对儿童青少年视力健康管理的专业化指导。

三是整体推进"五方联动"。温州市始终坚持"政、校、医、家、人"协同推进，积极构建"政府主导支持、教育主体推动、医教协同合作、家校紧密互动、学生人人参与"的近视综合防控新格局。

（三）善作善成，谋划推进"五大行动"

获批全国儿童青少年视力健康管理先行示范区以后，温州市珍惜难得的机遇，精心描绘新蓝图，启航新征程。

一是实施视力健康全民科普行动。深化"全人群"视力健康教育，广泛宣传三个学段近视防控指引，推进视力健康宣传教育。强化"全方位"爱眼护眼措施，教育引导每个孩子主动学习掌握科学用眼护眼知识。完善"全覆盖"防控宣传体系，利用学校、公交站点、文明单位等城市"窗口"，开展全方位近视防控公益广告宣传。

二是实施视力健康环境优化行动。持续改善学校视觉环境，确保良好的采光条件。深入推进教室灯光改造工程，推广使用优质光源灯具。完善青少年阳光体育运动机制，实施寒暑假学生体育家庭作业打卡制度，保证学生户外活动时间。加强视觉环境监督管理，开展中小学幼儿园教室采光照明双随机抽查。

三是实施学生视力普查干预行动。设置儿童青少年近视预警指标，实施近视风险动态管理，提供个性化、针对性指导方案。推动近视防控关口前移，实施幼儿园大班儿童视力筛查全覆盖，建立动态、共享的视力健康档案。优化近视诊疗服务水平，开通近视防控服务热线和线上咨询平台，推动医院眼科诊疗数据同步进入学生视力健康管理大数据平台。

四是实施视力健康惠民便民行动。利用基层"智慧眼科"项目，为高度近视学生免费提供眼底筛查和建档服务。强化基本医疗保障支持，将儿童青少年近视诊疗符合医保的费用按规定纳入医保支付范畴。发挥温州作为"中国眼镜之都"的产业优势，推动名优眼镜生产企业公益助学行动。

五是实施视力健康产教融合行动。利用温州"中国眼谷"近视防控科研成果，开展校园应用试点。推广一批有效的近视防控新技术新产品，为近视精准防控提供解决方案。加快温州学生视力健康管理平台迭代升级，构建完整的学校和区域学生视力健康数字化应用场景，提高智慧化管理水平。

（四）打造标杆，"温州模式"在全国推广

温州市全覆盖、高效率的近视普查经验做法被教育部采纳，依此印发《中小学生视力监测主要信息报送工作的通知》，推广至全国全面开展每年两次视力监测。温州市疫情前后百万中小学生近视大数据调查情况获得浙江省委、省政府主要领导批示并收入国办内参，相关研究成果连续发表在国际眼科顶级期刊《Ophthalmology》，产生了一定的国际影响力。温州市中小学生近视防控智能应用的经验和成果获2022年浙江省改革突破奖、2022年浙江省数字化改革最佳应用、2022年浙江省数字社会最佳应用、浙江省高质量发展建设共同富裕示范区最佳实践，入选浙江省发改委数字社会案例集（第九批）。

第三节　近视防控改革试验区与试点县市区经验

一、重庆市涪陵区

（一）机制体制的建立与发展

重庆市涪陵区委、区政府提高政治站位，加强工作领导，健全体制机制，统筹推进儿童青少年近视防控工作。2018年，成立以分管副区长为组长的涪陵区儿童青少年近视防控领导小组，领导小组办公室设在区教委，由区教委牵头抓好全区儿童青少年近视防控的日常管理工作。2019年以来，成立涪陵区儿童青少年近视防控中心和建成"近视防控科普基地"和"小医生社会实践基地"，落实专业人员18人，每学年全覆盖免费检测13.8万名中小学生视力4次，指导建立"眼健康指导站"10个，培训"小医生"5200名，聘任"护眼小卫士"135名。涪陵区人力社保局、区教委采取面向社会公开招聘的方式，先后为92所学校配备在编在职校医44名、编外专职校医62名，为15所学校配备兼职校医15名，全区学校校医配备率达100%，其中专职校医配备率达86%。2022年12月，成立涪陵区中小学卫生保健所，落实人员12人，为全面推进涪陵区儿童青少年近视防控等学校卫生工作提供保障。2018年以来，区财政在财力十分紧张的情况下，优化资金使用计划，安排近视防控专项经费8163万元，按课桌面照度不低于300Lux、黑板照度不低于500Lux等标准，新安装或升级改造学生教室与宿舍照明灯具4.8万套、黑板6710块、按每名学生1套标准配备可调节式课桌椅14.3万套，全区107所中小学照明、黑板和课桌椅达标率均为100%。

（二）政策情况

2019年10月25日，涪陵区教委等七部门印发《涪陵区综合防控儿童青少年近视实施方案》，提出到 2023 年，实现全区儿童青少年总体近视率在 2018 年的基础上每年降低 0.5 个百分点以上，近视高发学校每年降低 1 个百分点以上。到 2030 年，实现全区儿童青少年新发近视率明显下降，视力健康整体水平显著提升，6 岁儿童近视率控制在 3% 左右，小学生近视率控制在 36% 以下，初中生近视率控制在 60% 以下，高中阶段学生近视率控制在 70% 以下，国家学生体质健康标准达标优秀率达 25% 以上。为推动近视防控工作落实落地，2020 年 12 月 9 日，涪陵区出台《涪陵区综合防控儿童青少年近视工作评议考核办法（试行）》，将综合防控儿童青少年近视工作纳入各单位工作考核，并将评议考核结果作为各单位党政领导班子和有关领导干部综合考核评价、干部奖惩使用的参考。2022 年 8 月 22 日，印发《涪陵区全面加强和改进新时代学校体育工作的具体措施》，推行阳光体育和普及"大课间"活动，每年常规举行 17 项体育赛事。规定任何学段都禁止占用体育课，实行上午、下午各 1 次眼保健操或明目功能操、晶体操，学生每天室外活动不少于 2 小时，让青少年"目"浴阳光下，视界亮起来。

（三）有效举措

1. 优机制建体系，统筹防控"一盘棋"

自 2019 年被教育部命名为"全国儿童青少年近视防控试点区"以来，涪陵区持续加大防控力度，根据近视防控工作的痛点、堵点，"搭班子""明责任""强考核"，全方位做好儿童青少年近视防控工作。

涪陵区成立儿童青少年近视防控工作领导小组，加强工作统筹协调。出台《涪陵区综合防控儿童青少年近视实施方案》《涪陵区综合防控儿童青少年近视工作评议考核办法》，建立完善以教育、卫生健康部门为主，相关乡镇（街道）卫生院（社区卫生服务中心）、学校共同参与儿童青少年近视防控工作机制，持续推动近视防控各项工作落实落地。

此外，涪陵区还针对全区中小学生每年免费开展 4 次视力检测和 1 次健康体检，"一生一案"建立台账，精准掌握学校总体近视率、高度近视率、近视矫正率等视力动态变化情况，为学校、教育和卫生健康部门提供可靠的防控依据。

2. 抓投入固基础，营造用眼"优环境"

近 5 年来，涪陵区累计更换中小学教学场所照明灯具 4.8 万套、黑板 6710 块、配备可调节式课桌椅 14.3 万套，为学生提供良好的视觉环境。

除了硬件上的提升，涪陵区在教育教学方面也紧扣近视防控。减轻学业负担，强化作业数量、时间和内容管理，减少机械、重复作业和电子产品使用时间，严禁学生将个人手机、平板电脑等电子产品带入课堂。加强体育课程建设。上午、下午各 1 次眼保健操，创新开展明目功能操、晶体操，大力推进"阳光体育活动"，学生每天校内锻炼不少于 1 小时，让青少年"目"浴阳光下，视界亮起来。

此外，全区各校也积极探寻科学有效的方式，让儿童青少年能接受良好的近视防控指导，从源头上减少儿童青少年近视的发生、发展。

3. 强宣传转意识 共筑近视"防控线"

各学校与涪陵区儿童青少年近视防控中心密切合作，利用寒暑假课余时间积极参与"近视防控科普基地"学习和"眼科小医生"社会实践活动，增加了学生爱眼护眼的意识。

发挥 680 名卫生副校长、驻校医生、兼职校医和 10 个眼健康指导组专业指导能力，通过"一对一、一对多"到校开展检查指导，双线"会诊"强联动，对视力异常学生早发现、早诊断、早干预、早治疗。通过电话家访、家校微信群等沟通渠道，提醒家长加强对孩子使用电子产品的监管。

除此之外，涪陵区还利用多种渠道，加强近视防控知识宣传。近 5 年来，在全区开展眼健康知识讲座 6500 场，帮助校医和教师了解掌握儿童青少年视力检测和近视防控知识，提升自身业务能力。采取线上线下方式，召开家长会 3000 校次，向全体家长普及近视眼形成的因素，改变"重治轻防"观念。开展近视防控演讲和现场知识比赛，征集评选近视防控论文、手抄报、书画、摄影、歌曲等作品 4000 件，增强学生"爱眼护眼"意识和能力，使儿童青少年近视防控工作入脑、入心、入行。

通过教育部门有效引导、大力宣传，专业眼科机构参与指导，家长和学校密切配合，目前，涪陵区已经形成综合防控儿童青少年近视合力，让近视防控工作真切地落到每一个教育、学习与生活细节上，受到上级部门的肯定及广大群众的一致好评。

（四）模式总结

1. 坚持高位推动，建立"多级联动、齐抓共管"工作格局

涪陵区委、区政府提高政治站位，加强工作领导，健全体制机制，统筹推进儿童青少年近视防控工作。一是政府主导抓总。成立区政府分管副区长任组长的领导小组，印发《涪陵区综合防控儿童青少年近视实施方案》，每半年至少召开 1 次领导小组会议。2018 年以来，接受区人大、区政协专题调研 12 次。二是联防联控增力。每季度召开 1 次部门联席会议，专题研究解决学校近视防控设施设备配置、公益宣传等重点问题。协同卫生健康、市场监管等部门开展教室采光照明抽检、虚假营销宣传查处等联合行动。三是严格考核问效。将近视防控工作纳入相关 8 个区级部门和 53 个教管中心、直属学校年度绩效目标考核，实行"一把手"负责制，推动近视防控工作落实落地。

2. 坚持营造氛围，培育"思想重视、行动自觉"防控意识

统筹线上线下、传统媒体和新兴媒体，图文并茂宣传近视危害及防控知识、开展互动答疑，凝聚共识力量。一是公益宣传多样化。在涪陵电视台和一些户外广场、商圈大屏幕滚动播放近视防控公益广告，在《巴渝都市报》"涪陵教育"公众号等媒体常态化宣传眼健康知识；在公园、公交站、学校、社区等人群集中地，制作近视防控宣传专栏 310 块、张贴宣传画报 1500 张。二是宣讲活动大众化。组建近视防控宣讲队，举办眼健康知识讲座 580 场，让广大学生和家长充分知晓近视的危害，改变"重治轻防"观念，增强"爱眼护眼，科学用眼"的意识和能力。三是健康教育普及化。建成"近视防控科普基地"和"小医生社会实践基地"，分批组织学生参观体验；学校开设眼健康教育专题课，举办主题班会 1600 场次，办黑板报 802 块、手抄报 3100 幅，推动眼健康知识入脑入心。

3. 坚持关口前移，健全"抓早抓小、分类施策"责任体系

在"早"字上做文章，力求做到早预防、早监测、早发现、早治疗，掌握近视防控工作主动权。一是强化全学段管理。将幼儿园、小学、初中、高中 4 个学段全部纳入近视防控监管范围，坚持从低年级抓起，分批培训班主任、校医等 5800 人次，分学段印制近视防控知识手册 8000 册。二是开展全覆盖检测。建立"专业机构 + 眼健康指导站 + 校医""全面筛查 + 重点检测 + 个性化指导"防控管理模式，每学年免费开展 4 次视力检测、1 次健康体检，"一人一档"建立学生视力健康台账，有效制定共性与个性防控措施。三是实行全过程考评。通过视力监测数据，学校每年考评各班级学生近视率升降情况，由区教委每年考评各学校毕业年级学生入口与出口近视率升降情况，倒逼学校全程抓实近视防控工作。

4. 坚持加大投入，打造"符合标准、自然舒适"视觉环境

把学生视觉环境要求纳入新校建设、老校改造的前置审核条件，保证运动场地面积、教室照明要求等，为学校配齐近视防控设施设备。一是改善学校教学环境。2022 年，投入资金 16.6 亿元，新建成投用 3 所中小学校，新增校地 400 亩、运动场地 4.6 万平方米、学位 1.3 万个，有效控制"大班额"，优化学生室外活动环境。二是改善教室用眼环境。将学校照明、黑板和课桌改造纳入教育发展规划，投入 8163 万元添置或更换教室照明灯具 4.8 万套、黑板 6710 块、可调节课桌椅 14.3 万套，硬件达标率 100%。三是改善家庭用眼环境。组织专业人员进村入户开展学生家庭用眼环境监测，针对书桌过高或过低、光线过亮或过暗等问题提出整改建议，向 1000 名贫困学生免费捐赠护眼台灯。

5. 坚持落实双减，构建"减负提质、强健体魄"教育模式

坚持"健康第一"理念，切实减轻学生的作业负担，全面规范校外培训行为，充分保证体育锻炼和户外活动时间。一是减轻学生作业负担。严控作业总量和时长，打造高效课堂教学模式 43 个，学生校内书面作业完成率提升至 98.7%。优化课后服务模式，新增科技、游泳等菜单式特色课程 23 门，家长满意度达 98.2%。二是推行阳光体育活动。普及"大课间"

活动，每年常规举行 17 项体育赛事。规定任何学段都禁止占用体育课，实行上午、下午各 1 次眼保健操或明目功能操、晶体操，学生每天室外活动不少于 2 小时，让青少年"目"浴阳光下，视界亮起来。三是强化劳动实践教育。建成区级以上劳动实践基地 5 个，因地制宜利用教学楼屋顶、校园周边空地，打造学校"菜园地"、班级"自留地"，普及"涪陵青菜头"等地域特色文化，在学生中开展每周做 1 次家务、晒厨艺等活动。

6. 坚持家校协同，形成"学校主抓、家长配合"的育人合力

加强学生个人习惯培养，统筹推进"五项管理"，凝聚家校合力，提升近视防控实效。一是共同商讨制定防控措施。利用家访、家长会、"云课堂"等途径，家校双方围绕近视防控工作中的问题和难点等进行互动交流；引导家长树立正确的育人理念，拒绝参加校外学科类培训，让学生健康、快乐成长。二是共同培养学生良好习惯。推行 3 个"一"距离读写姿势和 3 个"20"法则，纠正学生的不良坐姿和用眼行为，保持健康用眼习惯。家长监督学生完成体育家庭作业，保障充足睡眠和营养。三是共同监管使用电子产品。严禁将电子产品带入课堂，教师使用电子屏幕开展教学时长累计不超过 30%，不得要求学生利用手机完成作业；幼儿园不使用电子产品教学。家长加强对电子产品的监管，低幼年龄的儿童尽量不使用智能手机、不玩电子游戏。

经监测，2018 年至 2022 年，涪陵区儿童青少年总体近视率分别为 65.64%、58.53%、57.41%、56.33%、51.71%。5 年以来，全区儿童青少年总体近视率下降 13.93%，成功实现每年下降 1 个百分点以上的目标任务。

2020 年 10 月，中国网以《涪陵区多措并举构筑学生近视防控网》为题报道涪陵区近视防控工作。2020 年 11 月，中国教育报以《涪陵十四中健康教育氛围满校园》为题报道涪陵区在新冠疫情"停课不停学"期间健康教育和近视防控工作的开展情况。2022 年 5 月，涪陵区建立近视防控专业机构开展儿童青少年近视防控工作的经验做法入选"全国儿童青少年近视防控试点县（市、区）经验做法推广清单"。2022 年 10 月，重庆日报以《精准施策，合力防控——涪陵区织密儿童青少年近视防控网》为

题，报道涪陵区近视防控工作。2023 年 1 月，华龙网以《涪陵向 1000 名困难家庭学生捐赠护眼台灯》为题，报道涪陵区积极帮助困难学生改善家庭用眼环境。2023 年 3 月，涪陵区近视防控工作在全国儿童青少年近视防控能力提升工作培训会上进行交流发言。

二、湖北省咸宁市

湖北省咸宁市自 2019 年被教育部确定为首批全国儿童青少年近视防控改革试验区以来，全面贯彻落实习近平总书记关于儿童青少年近视防控系列重要指示批示精神及教育部等八部门联合印发的《综合防控儿童青少年近视实施方案》，坚持"健康第一"的教育理念，以"全国儿童青少年近视防控改革试验区"为契机，借鉴武汉市"全国青少年学生视力健康管理示范区"成熟经验，咸宁市儿童青少年近视综合防控工作取得较大成效。具体情况如下：

（一）管理机制的建立与发展

1. 政府出台保障政策

2018 年 8 月 9 日，咸宁市政府办公室印发了《关于做好学生近视眼防控工作提高学生视力健康公益服务水平的通知》，明确了儿童青少年近视防控工作政府主导的公益事业服务定位。

2019 年，市政府印发了《咸宁市全国儿童青少年防控改革试验区建设工作方案》。成立了由市政府分管副市长任领导小组组长、各相关单位负责人为成员的改革试验区建设工作领导小组（简称试验区建设领导小组），出台了相关实施细则等文件，建立成员单位定期召开联席会议的工作制度，将儿童青少年视力保护工作纳入教育发展和经济社会发展规划，健全"政府主导、专家指导、社会参与、教卫协同、公益保障"的组织保障机制，设立学生视力健康管理公益服务项目，明确咸宁市青少年视力低下防控中心（简称咸宁视防）公益性专业机构作为全市学生视力健康管理工作的实施主体，以购买服务的方式，保障了全市学生视力健康管理工作的基本公共服务经费，各县（市、区）相应印发近视防控实施方案，政府划拨工作场地，组建近视防控专门专业机构。

2022年5月，咸宁市试验区建设领导小组办公室下发了《关于进一步推进咸宁市全国儿童青少年近视防控改革试验区建设工作的通知》，明确要求切实加强视力健康专业机构的建设，强化精准管理。

2. 专业机构建设与发展

2013年，咸宁市教育局、卫生局联合印发了《咸宁市中小学生近视防控工作实施方案的通知》，初步明确了设立视防专业机构，具体承担市直学校学生近视防控工作的监测培训，指导各县（市、区）防控工作。

2015年，咸宁市卫计委制定《咸宁市青少年视力低下综合防治实施方案》，设立咸宁视防，并在市民政局登记注册为公益性非营利性的专业技术服务机构，在咸宁市青少年视力低下防治工作领导小组的指导下承担全市近视防控工作任务。该方案要求咸宁视防加强对各县（市、区）近视防控工作队伍的技术指导与技术管理，目前，全市各县（市、区）均成立了近视防控工作队伍，工作人员125名。根据市委、市政府对各县（市、区）专业机构建设机构的调研显示，咸宁市咸安区、嘉鱼县、通山县在政府的支持下，划拨了工作场地，专门专业机构自身建设目标明确，在咸宁视防的技术指导与技术管理下，学生视力健康教育、监测预警、综合干预、动态管理四项基本公益服务能科学、规范开展。

2018年，咸宁市人民政府下发了《关于做好学生近视眼防控工作，提高视力健康管理公益服务水平的通知》，在政府层面正式明确了咸宁视防在市疾控中心的指导下，承担全市学生视力健康管理技术服务与管理工作。在咸宁视防的技术指导下，各地各校组建了学校校长、班主任、校医（保健老师）、家长代表、学生视保员、志愿者为一体的学生视力健康管理立体防控队伍，筑牢学生近视防控的社会共管责任体系，保障综合防控儿童青少年近视各项措施落实落地。

2020年，市教育局、卫生健康委、体育发展中心印发《咸宁市综合防控儿童青少年近视工作评议考核办法（试行）》，要求各县（市、区）教育、卫生健康、体育行政部门将学生视力健康管理工作纳入校长的年度绩效目标考核内容，对各校、班级学生的近视发生情况与学生视力健康管理相关指标进行考核评估。市政府每年对各县（市、区）及市直成员单位就学生近视防控工作落实情况，组成专班进行评议考核，并将考核结果通报各县（市、区）人民政府。

（二）有效举措

1. 推行"五个抓手"

（1）抓宣教。一是营造近视防控氛围。咸宁市以加强家长责任意识，促进学生健康行为为目标导向，开展健康教育与健康促进工作，积极营造整体社会氛围。通过各媒体开展了视力健康线上宣教工作，多方位、多渠道帮助学生与家长掌握科学知识，加强学生视力健康家庭管控。二是开展爱眼护眼活动。每年以"全国爱眼日""近视防控宣教月"为契机，开展视力健康教育系列活动，开展全市学生视力知识竞赛及视力健康教育优秀讲师评选和近视防控书画竞赛展览活动。组建咸宁市视力健康教育讲师团，在全市广泛开展学生视力健康宣教巡讲。三是开展视力健康教育社会实践行活动。教育部门组织各校督导学生及家长，利用周六、周日及各假期到咸宁视防健康教育馆开展视力健康教育社会实践行活动。四是组织开展"近视防控知识挑战活动"，开展爱眼互动答题活动，供全市广大学生家长竞答，从社会层面树立了正确的健康观念。五是开展"近视防控有奖征文活动"，活动设小学组、初中组、高中组、教师组，有效地提高了学生、家长、教师的近视防控责任意识。六是举办全省宣讲活动。2021年6月，承办了湖北省近视防控宣讲集体备课及第一场宣讲活动，湖北省近视防控宣讲团的全体成员及全国相关专家参加了活动，并对该市的近视防控工作给予了高度肯定。

（2）抓减负。2021年全面落实"双减"政策，咸宁市委办、市政府办公室出台《咸宁市进一步减轻义务教育阶段学生作业负担和校外培训负担的实施方案》，全市义务教育学校基本实现课后服务两个全覆盖，全市校外培训机构专项整治基本完成，咸宁市压减率排在全省前列，咸宁市"双减"经验被中国改革报刊载。

（3）抓锻炼。一是加强体育中考改革。2021 年，咸宁市对体育中考进行了改革，科学完善了考试项目和评分标准，体育中考分数提高至 50 分。二是聚焦"教""练""赛""养"。深化体育和健康教学改革，完善体育场地设施，督促开足开齐上好体育与健康课程。保证每天 1 小时校内和 1 小时校外体育锻炼的时间。全市每年举办一届市级校园足球联赛，每两年举办一届市级中学生运动会。每年联合市体育事业发展中心举办篮球、足球、田径、乒乓球、羽毛球、跆拳道、武术、棋类 8 大类单项比赛。三是争先创优。近几年全市的校园体育蓬勃发展，多次比赛均创造了历史最佳，校园足球连续 3 年保持全省前三，2021 年更是取得了初中组冠军的好成绩。湖北省中学生运动会上，咸宁市获得全省第七的排名，篮球、排球、足球等均进入四强。2022 年，湖北省运动会青少年类中学生组比赛，咸宁市获得篮球第三和足球第二的好成绩。

（4）抓典型。一是创建近视防控试点校。在全市范围内遴选近视防控试点校 23 所，每县试点学校（幼儿园、小学、初中）涵盖了各年龄段和各层面，起到了试点示范作用。二是创建近视防控示范校。在咸宁市实验小学、咸宁市第二实验小学创新开展了学生视力健康管理"校长工作室"建设工作，发挥了学校自我开展近视防控工作中的管理、教育、自测自检三大功能，达到了教育部规定的学校每学年开展 4 次视力监测的工作要求。三是典型案例宣传。通过与电视台等各大主流媒体合作集中宣传咸宁市的青少年近视防控典型示范学校。从 2022 年 9 月至今，开展近视防控微课堂巡回宣讲活动，共计 7 期，每个县一期，抓典型促宣传。

（5）抓共管。一是视力健康状况监测。2022 年，全市按"五统一"原则（统一时间、统一标准、统一设备、统一信息平台、统一质量控制），共完成了 605 所学校、432226 名学生的视力监测建档及主要信息上报工作。根据数据结果显示，咸宁市儿童青少年总近视率为 42.9%。此外，咸宁市还定期出具全市各校、班级学生个人的分析报告，实施分级风险预警，指导学校和家庭及时采取针对性干预措施。二是建立学校视力监测队伍。针对各学校视力保健老师开展了视力监测建档相关技术培训，咸宁视防安排专业技术人员在各县（市、区）教育部门组织的视力监测学校工作队的大力支持下，圆满完成了全市视力监测及主要信息上报工作任务。咸宁视防把各校长工作室智能监测设备集中调试后，统筹安排在各县（市、区）流转使用，极大地提高了投入效能。三是培训群防群控工作队伍。2022 年，全市共举办各级各类培训 160 场，各校分管校长、班主任、保健老师、学生视保员等 1.5 万余人次参加培训。四是视觉环境监测。依照国家相关标准与要求，对各学校教室视觉环境进行抽样检测与评估，包括教室的采光、照明状况、黑板及课桌椅设施，窗地比等，2022 年完成91 所学校、561 间教室视觉环境监测工作，形成评估报告，为下一步改善学校视觉环境提供了依据。五是视觉行为监测。采用家庭问卷调查和学校现场抽样调查的方式对学生的日常视觉行为习惯进行监测与评估，包括握笔、读写姿势等用眼卫生习惯，眼保健操达标率阳光体育运动户外活动时间，及时形成评估报告。2022 年完成 27211 名学生视觉行为抽样调查，对存在不良视觉行为的学生，及时通过家校沟通渠道（QQ 群、微信群等）联合家长有针对性地开展群体和个体干预指导。

2. 建立"四个体系"

（1）建立保障体系。2019 年，市财政安排近视防控建设项目经费283.7 万元，用于原市直试点学校 241 个教室的光源改造以及 2 所视力健康体验学校建设，2020 年底已全部完工。同时，从 2020 年起，每年安排预算 49 万元用于近视防控工作专项经费。咸安区投资 128 万元，采购 7130 套新可升降课桌椅，所有新建学校均使用防近视灯。嘉鱼县投资378.705 万元，采购 17190 套可升降课桌椅，嘉鱼县教室灯光改造基本达到全覆盖（目前只有 1 所高中和 3 所初中未完成）。赤壁市投资 468.3095万元，采购更新可升降课桌椅共计 28515 套，并投资 920 万元完成了城区33 所学校的教室灯光改造。崇阳县计划投资 710.4 万元，分 5 年逐步采购

27858套可调课桌椅。通山县统筹资金145万元，为5所中小学配备可升降桌椅7240套。通城县争取在三年之内，将全县中小学的学生升降式课桌椅配备落实到位。

（2）建立服务体系。2018年，正式成立咸宁视防，各县（市、区）也都相继成立视防中心，开展全市的视力监测、检测、宣传和指导服务工作。作为学生视力健康管理的实施机构，具体承担了综合防控儿童青少年近视工作任务，在政府提供政策保障的前提下，专业机构不断加强自身建设，努力提升服务能力，建立了以学校为主阵地，市、县、校三级组织管理体系。

（3）建立联动体系。2022年印发《关于进一步推进咸宁市全国儿童青少年近视防控改革试验区建设工作的通知》，进一步调整和完善了咸宁市试验区建设领导小组，明确了教育、卫生健康、体育三部门的职责。要求教育部门针对学校管控制定出台系列文件，卫生健康部门对专业机构技术人员加强培训和引导，体育部门按照规定对学校体育活动所需的场馆和设施进行检查和指导，三部门定期召开联席会议，合力推动全市近视防控工作向纵深发展。

（4）建立共管体系。学生在校学习期间，学校管教至关重要，学生一旦离开学校，家长监管、专业机构指导就显得十分重要，为了堵塞漏洞做到无缝对接，咸宁视防探索推行"假期视力健康教育社会实践行"活动，由家长陪同学生到各视防中心参加健康教育馆宣讲听课，学生主动参与有奖知识答题，专业技术人员负责解答学生及家长提出的问题及疑虑，从而增强学生及家长近视防控的责任感，真正把"离校不离管""停课不停教"落到实处，建立"家校专"三方共管体系。

（三）模式总结

1. 咸宁市政府创新了组织管理与保障机制，明确了学生近视防控工作为政府主导的公益事业定位，设立了学生视力健康管理公益服务项目，以政府购买服务的方式，保障了学生视力健康管理工作的基本公共服务经费，规避了供给服务过程中可能出现的"趋利性"现象，确保了学生视力健康管理工作的公益性与咸宁视防公益事业的持续发展，取得了花小钱办大事的效果。

2. 教卫融合，同向发力。2013 年咸宁市教育局、咸宁市卫生健康局联合印发了《咸宁市中小学生近视防控工作实施方案的通知》，形成了儿童青少年近视防控工作双牵头机制，卫生健康行政部门负责专业机构建设，适宜技术的实践与推广，教育行政部门负责建立以学校为主阵地，市、县、校三级组织管理体系，通过强化教育、卫生、健康三位一体的政策组合。充分发挥政策合力，精准施策，有效防控，全面推进全市儿童青少年全人群、全方位、全周期的视力健康管理公益服务，形成工作新常态。

3. 强化近视防控专门专业机构建设，弥补公共卫生资源不足，发挥了专业人做专业事的技术优势，在专门专业机构的技术指导下，各校成立由校长、班主任、保健老师、家长、学生视保员组成的社会视力健康管理队伍，实施群防群控，筑牢了学生近视防控共管责任体系，达到了防控成本降低、防控科学性增强、防控效率提升的三重效应。

4. 通过坚持儿童青少年全人群、全方位、全过程的"教、管、防、控"四大工作方针，咸宁市近视防控工作步入了以健康教育、管控行为为重点的近视防控工作快车道，形成了"在校严管、社会群防"的近视防控工作新格局，实现了人人关心、人人参与、人人共享的近视防控工作新常态。

5. 开展了儿童青少年眼屈光发育监测建档评估工作，根据儿童青少年眼生物发育状况，及时发现影响视力健康的危险因素和保护要素，根据孩子的远视储备值，预估孩子的近视发展趋势，针对性地开展个体健康评估及干预指导，达到了近视防控战略前移的工作目的。

据 2022 年湖北省儿童青少年近视防控中心的数据显示，2022 年咸宁市儿童青少年近视率为 47.64%，同比 2021 年下降了 1.23 个百分点，咸宁市全国儿童青少年近视防控改革试验区建设工作取得阶段性成效。

（四）问题及对策

目前存在的问题有：一是减负政策难以落地。很多学校和家长受升学压力和应试教育观念的影响，重智育、轻体育、美育、劳动教育，宁愿牺牲孩子的健康和视力，也不让孩子在成绩上落后半分。

二是家长缺乏近视知识。大部分家长缺乏近视防控和视力健康管理知识，认为"孩子近视了，长大后做个手术就没事儿了"，对近视可能产生的严重危害认识不到位，对近视防控的重要性认识不够。

三是学生沉迷电子产品等不良行为。不科学、不合理、不健康地使用电子产品，尤其是长时间使用电子产品，成为影响儿童青少年健康成长的重要因素。

对策有：一是要抓好五项管理。针对影响视力的重点因素，统筹手机、作业、睡眠、读物、体质五项管理。

二是要抓好健康教育。努力传播健康知识，营造健康环境，引导和教育学生牢固树立健康第一的思想理念，培养自我约束能力和基本防控技能，促进健康自我管理的形成。

三是要抓好战略前移。切实加强学生眼生物学监测，努力掌握屈光发育，为学生提供监测预警及眼健康的公益检查，健全学生视力健康档案，运用数据促进家校共管，抓牢全过程、全周期的动态管理。

三、山东省桓台县

山东省淄博市桓台县委、县政府高度重视儿童青少年近视的问题，认真贯彻落实习近平总书记关于学生近视问题的重要指示批示精神，严格按照中央、省、市的决策部署，扎实做好儿童青少年近视防控工作，全面提高儿童青少年视力健康水平。具体工作开展情况如下。

（一）管理机制的建立与发展

1.强化组织领导，加强队伍建设

近年来桓台县不断加大工作力度，切实将儿童青少年视力健康工作列入政府重要议事日程。2017年，桓台县被列为国家卫生健康委员会妇

幼司"青少年健康与发展项目"中山东省唯一的项目区县。2017年，桓台县妇幼保健院与山东中医药大学附属眼科医院合作，成立山东省青少年视力低下防治（桓台）中心。2019年5月，经县委、县政府研究，成立了儿童青少年近视防控试点县工作领导小组，由县政府分管负责人担任组长，教育和体育、卫生健康、财政、人社、文化和旅游、市场监管、融媒体等多部门合作分工。2019年6月召开了全县儿童青少年近视防控现场会，下发了《桓台县儿童青少年近视防控试点县实施方案》，提出全县儿童青少年总体近视率在2018年的基础上每年降低1个百分点的工作目标。近年来，学生近视率逐年下降，逐渐探索形成了"政府主导、部门联动、教医协同、社会参与"的儿童青少年近视综合防控工作新格局。

2. 加大资金投入，提高设施硬件水平

制定了《桓台县中小学教室照明、课桌椅三年达标计划实施方案》，采取财政投入与学校自筹相结合的办法，积极推进教室照明灯和课桌椅改造。一是积极推广无闪频健康照明，逐步改造教室照明设备。2022年，面对经济下行压力，投入资金1094万元，为全县1130间学校教室安装无闪频护眼照明灯，更换可调节课桌椅13639套，更换护眼智慧黑板100余台，全县课堂用眼环境得到极大改善。2023年3月，县教育体育局联合县疾病预防控制中心食品与学生保健科专业技术人员在桓台县世纪中学召开课桌椅科学调节培训会议，为全县各中、小学校负责学校卫生健康工作的教师讲授了"学校课桌椅功能尺寸及技术要求解读"知识。要求各学校每学期对学生课桌椅高度进行个性化调整，每月或每周调整学生座位视角，使其适应学生生长发育变化。为学生创设符合用眼卫生要求的学习环境，严格按照中小学校建设标准，落实教室、宿舍、图书馆（阅览室）等采光和照明要求，使用利于视力健康的照明设备。

3. 科学实施教学，减轻学生学业负担

桓台县各学校严格依据国家课程方案和课程标准组织安排教育教学活动，加强管理，注重提高课堂效益。不随意增减课时，不占用体育课和其他户外活动时间，不占用节假日、双休日和寒暑假时间组织学生集体上课。科学布置作业，提高作业设计质量，统筹安排好各学段学生家庭作业的数量、时间和内容。学校教育本着按需原则合理使用电子产品，不使用微信、QQ 等布置作业，使用电子产品开展教学时长原则上不超过教学总时长的 30%，原则上采用纸质作业。

4.实施阳光体育工程，确保学生户外活动时间

桓台县大力实施阳光体育大课间专项提升工程，开足、上好体育课，近 3 年全县中小学生体质健康测试合格率都在 97.29% 以上。坚持举办中小学生阳光体育节，不断提升学校阳光体育大课间的活动质量。突出抓好大课间和小课间眼睛保健操，科学提高眼保健操频率。扎实落实学生"双减"措施，指导学校设置适量的体育家庭作业，确保学生在校在家体育活动时间不少于一小时。2023 年桓台县举办中小学生篮球、田径、足球、乒乓球等体育联赛，2023 年举办桓台县第五届中小学生阳光体育节田径比赛，各项比赛的举办是我县实施学校阳光体育工程有效途径之一，有效确保全县中小学生体育活动时间不少于一小时。

5.加强视力保护宣传，培养良好用眼习惯

采用多种宣传教育形式，广泛宣传教育部《学前、小学、中学等不同学段近视防控指引》和淄博市教育局《淄博市儿童青少年近视防控三十条措施》，积极增强儿童青少年爱眼护眼意识，促使其养成保护视力、预防近视的良好习惯。全县每年开展"全国爱眼日"专题宣传、组织 6 次近视防控宣传教育活动月。2018 年起，坚持每学期组织讲师团进校园宣讲"护航青春"健康教育知识。2023 年 7 月桓台县 4 人被遴选为山东省儿童青少年近视防控宣讲团成员。截至目前，全县各中小学校开展健康教育讲座 500 余场，惠及师生家长 9 万余名。通过宣传培训，全县师生、家长的爱眼护眼意识明显提升，逐步养成良好的用眼卫生习惯，时刻注意纠正不良读写姿势，形成健康用眼的"肌肉记忆"。各学校通过主题班会、国旗下的讲话、校电子屏、红领巾广播、公众号等多种方式，宣传爱眼护眼知识，教会学生掌握正确执笔姿势，坐姿端正，遵守"一尺、一拳、一寸"的要求，让师生及家长了解如何科学用眼。

6. 加强卫教融合，抓好专业防控

一是智能化采集视力筛查数据。桓台县妇幼保健院投入 100 万余元购置健康查体车，坚持将智能化采集的学生视力检测数据定期反馈给家长。

二是规范眼保健操的标准。桓台县教育体育局组织具备中医专业能力的眼保健操医师进入校园，对学生及班主任讲授眼保健操的做法及相关知识，手把手教学，确保学生准确掌握穴位的定位、正确的眼保健操手法以及眼保健操节奏。

三是参加山东省近视流行病学调查项目。桓台县教育体育局组织 8 所学校幼儿园 4000 余名儿童学生参加山东省关于学生视力的调查，山东省视力低下防治中心为这些儿童学生建立了完整的项目屈光发育档案，包括裸眼视力、矫正视力、散瞳前和散瞳后球镜、柱镜、轴向，眼轴等眼健康指标，并进行纵向 3 年的近视流行病学调查。

四是开展全县儿童青少年视力健康筛查工作。桓台县教育体育局联合山东中医药大学附属眼科医院，成立了山东省青少年视力低下防治（桓台）中心。研发桓台县 0～18 岁儿童青少年眼健康管理信息系统，现场智能化采集视力检测数据，实时更新眼健康电子档案，进行动态监测预警。通过每年 4 次筛查，完成了对县域儿童青少年眼健康全面管理和对异常人群的精准管理。年均学生视力筛查近 5 万人，电子建档率达 100%，实现了近视临床前期、假性近视和真性近视三级预警。2022 年，桓台县建立"智慧管理服务平台"，纳入《全国儿童青少年近视防控试点县（市、区）经验做法推广清单》，打造了近视防控"智慧筛查"的"桓台模式"。

五是开展学生常见病和健康影响因素监测工作。2023 年 10 月，桓台县教育体育局联合县疾控中心对 6 所中小学校 2 所幼儿园 2444 名儿童学生进行了常见病和健康因素监测，并于 11 月底完成项目监测任务，数据按时提交淄博市疾控中心。

7. 创建示范引领，促进全县学校近视防控联动效应

桓台全县各级各类学校积极申报国家、省、市级近视防控示范校。目前已成功申报 2018 年全国儿童青少年近视防控试点县，2020 年 10 所学

校申报为淄博市儿童青少年近视防控试点学校。通过试点学校完善工作机制，构建近视防控工作体系，及时将措施经验向全县推广。2019年淄博市近视防控工作现场会在桓台县举办，桓台县的近视防控工作经验逐步在全市推广。2021年，桓台县试点县经验做法和2所学校特色案例推广已上报教育部。2022年5月，桓台县儿童青少年近视防控经验做法被教育部办公厅纳入《全国儿童青少年近视防控试点县（市区）经验做法推广清单》。2023年3月，桓台县在山东全省儿童青少年近视防控现场观摩暨第6个近视防控宣传教育月集中宣讲活动作典型发言。2023年6月，桓台一中附属学校、桓台县马桥实验学校获评山东省儿童青少年近视防控试点学校。

8. 家校携手，构建近视防控联动合作机制

全县各学校通过家长会、学校公众号、微信群与家长密切沟通，引导家长了解学生在校期间的读写坐姿、握笔姿势、用眼习惯以及体育锻炼情况，帮助家长有针对性地进行家庭教育；引导家长指导和督促学生在周末及寒暑假进行体育锻炼，帮助孩子养成良好的运动习惯，形成良好家庭体育运动氛围；引导家长注重和改善家庭室内照明状况，创设良好的视觉环境，督促儿童青少年科学合理使用电子产品；引导家长为儿童青少年提供营养均衡、有益于视力健康的膳食，促进视力保护。

9. 加强监管，部门合力净化市场环境

桓台县市场监管局加大对眼镜生产、流通和销售的执法检查力度，整顿行业秩序，规范市场行为，杜绝不合格产品流入市场。加强了对商业广告监管，加大虚假违法近视防控产品广告查处力度。桓台县卫生健康局等部门按照国家教室采光和照明的标准，对学校教学场所进行不定期检查、抽查。落实国家有关强制性卫生标准，加大对全县儿童青少年的教材、教辅、考试试卷、作业本、报刊及其他印刷品、出版物等的字体、纸张，以及学习用灯具等检查、抽查力度，使之有利于保护儿童青少年视力健康。桓台县文化和旅游局开展校园周边文化市场集中整治行动，加强对互联网上网服务营业场所的监管，倡导中小学生科学用网，提升广大青少年预防沉迷网络的防范意识。

（二）经验举措

1. 责任前置，确保合力推进

印发《桓台县儿童青少年近视防控试点县实施方案》，明确各部门近视防控职责。教体系统牵头抓好近视预防工作，包括条件改善、科学用眼、防近教育等；卫生健康系统牵头抓好普查矫正工作，包括全面筛查、检查反馈、复查矫正等；其他部门按照职责，强化"联防联控"工作机制，扎实推进各项工作。

2. 加强督导，助推校园行动

桓台县将儿童青少年近视防控工作纳入对各校园的绩效考核，针对防近视工作开展常态化督导。加大减负督查力度。积极开展体质健康测试、体育技能测试，激励每位学生掌握 2 项体育技能。2023 年，县教育体育局与各学校幼儿园签订了近视防控目标责任书，确保工作落到实处。印发《2023 年上半年桓台县"青少年健康与发展项目眼健康管理"中小学生视力筛查安排计划》的通知、《2023 年下半年桓台县"青少年健康与发展项目眼健康管理"中小学生视力筛查安排计划》的通知，通知中将中小学生儿童青少年"健康教育课"科学合理安排，提升师生、家长的爱眼护眼意识，逐步培养中小学生养成良好的用眼卫生习惯。

3. 防线前移，抓好早期干预

随着电子产品在家庭中的广泛性使用和低龄化接触，0～6 岁成为视力健康重点管理年龄段。桓台县将近视防控防线前移至低龄、家庭、教学一线，多种途径、渠道加大宣传力度，提高学生、家长防控意识，取得了良好的效果，防控环节从治疗前移至预测、预警。

4. 落实政策，教学减负落到实处

桓台县坚持"健康第一"的发展理念，积极落实教育部办公厅"五项管理"，全面落实阳光体育大课间专项提升工程。广泛开展"一动一静"活动，推进一校一品特色发展。开展"游泳进课堂"活动，推行一生一案个性化健身活动试点。全县中小学生体质健康水平得到进一步提高。

5. 视力健康筛查全覆盖，提前预警

按照《2023 年下半年桓台县"青少年健康与发展项目眼健康管理"中小学生视力筛查安排计划的通知》要求，依托儿童青少年视力低下防治桓台中心对全县幼儿园、中小学儿童青少年进行了视力健康筛查，并建立了视力健康档案。通过早筛查、早预警、早干预，精准掌握每一名中小学生视力健康动态，实现了近视临床前期、假性近视和真性近视三级预警，逐渐形成了近视防控"桓台经验"。

（三）问题及对策

目前存在的问题主要有：一是家长重视程度不够。受升学考试压力的影响，部分学生家长停留在学业第一的思想中，对孩子科学用眼的重视程度不足。个别家庭灯光照明不达标。前几年受新冠疫情影响，有的学生长期使用手机上网课，加上家长近视防控意识淡薄、监管不到位，导致部分学校的学生近视率有所上升。

二是学校卫生专业技术人员配备不足。桓台县现有 44 所中小学和 61 所幼儿园，目前桓台一中有 3 名校医，桓台二中有 3 名卫生院医生，其他 42 所学校为兼职卫生保健教师，61 所幼儿园为托幼机构卫生保健教师。桓台县学生总数超过 600 人以上的或有学生寄宿的学校数 22 所，普遍存在学校卫生专业技术人员配备不足的问题。

相应的对策主要有：一是进一步加强部门协作，落实好部门职责。领导小组成员间要进一步加强部门协作，落实好全县儿童青少年近视防控工作职责。加大专款专项投入，加强学校卫生专业技术人员的配备，县教育体育局计划招聘专职校医，争取全县学校校医配备比例达到 75%。

二是进一步减轻学生过重的课业负担，增加户外体育锻炼时间。督促各学校严格落实教育部"五项管理"与"双减"文件精神，切实减轻义务教育阶段学生的作业负担。持续深入开展丰富多彩的阳光体育大课间及眼保健操等活动，严格落实国家体育与健康课程标准，确保中小学在校在家每天 1 小时以上体育活动时间。

三是进一步提高卫教融合，做好监测预防。桓台县教育体育局联合县卫健局、县疾控中心持续开展学生常见病及视力健康筛查工作，建立健全学生视力档案，同时上报国家学生体质健康测试网。桓台县教育体育局和青少年视力低下防治桓台中心要通知学校、家长、学生及时查阅筛查结果，对视力异常的中小学生及幼儿进行提醒教育，并及时告知家长带孩子到青少年视力低下防治桓台中心做进一步检查确认，控制近视发生发展，做到早监测、早发现、早预警、早干预。

桓台县将继续加大工作力度，确保全县儿童青少年总体近视率持续降低，培养好德智体美劳全面发展的社会主义建设者和接班人，向人民群众交上一份满意的答卷。

第四节　近视防控试点学校经验

一、武汉市第六十四中学顺道校区

"双减"背景下，全新的教育形势给初中发展带来新的挑战与机遇，武汉市第六十四中学顺道校区探索完善"眼球与足球齐抓，健康与学业同行"的健康发展理念，将学生视力健康管理与体质健康、教育教学、"家校社"深度融合，不断推进学校的学生视力健康管理工作高质量、高水平发展。

武汉市第六十四中学顺道校区创建于1955年，学校基于"爱无疆 心有恒"的爱心教育文化，着力打造"一体四翼"五育并举全面发展的教育：以教育高质量发展为主体，凸显教体融合、教艺融合，"校园足球、心理健康、视力健康、美育教育"四翼齐飞。学校相继荣获国家级校园足球特色校、武汉市群众满意学校、武汉市青少年近视防控示范学校、武汉市心理健康示范学校等。学校足球队两次荣获湖北省中学生运动会女子足球冠军，一大批品学兼优、体艺特长生升入高一级学校，极大地拓宽了学生的成才通道。新华社、学习强国 App、教育部、联合国教科文组织、中宣部学习强国平台、中国教育科学研究院、中国教育报、中国教师报、湖北电视台、长江日报、武汉电视台等相继调研报道学校工作。《合和共进 让爱成就梦想 立德树人共育时代新人》德育工作方案入选湖北省教育厅第二批"一校一案例"典型案例征集。学校通过爱心文化引领、向足球品牌借力、依科学方法实施等举措强力推进视力健康管理工作，"眼球与足球齐抓，健康与学业同行"的理念深入人心。2019 年，该校近视率为75.22%；2020 年为 74.47%，下降了 0.75 个百分点；2021 年为 71.62%，下降了 2.85 个百分点，最好的班级近视率可控制在 50% 以内。近 4 年的数据显示，该校学生的近视率上升趋势得到有效遏制，校园足球、近视防控特色形成了可推广、可复制的办学经验。新华社、学习强国、中国教育报、湖北电视台等媒体多次报道。其中国教育报连续 4 次系列报道武汉市第六十四中学顺道校区青少年近视防控工作，学校近视防控工作成为全国可学、可用的标杆经验。

（一）管理机制的建立与发展

1. 加强组织领导，保障近视防控工作落实落地

成立以校长为组长，相关部门负责人为成员的视力健康管理工作领导小组，负责落实和推进学生视力健康管理工作。明确工作领导小组工作职责，建立健全学生视力健康管理的各项保障制度，制定年度工作计划，纳入绩效考核，开展保健教师与班主任的培训与考核，加强家校互动沟通，形成教育合力，定期召开工作分析会，进行工作调研，落实工作，加强督导，总结工作经验，持续不断推进各项工作的改进与完善。

2. 建立健全管理队伍，落实视力健康日常管理

建立校领导、班主任、校医（保健教师）、家长代表、学生视力保护委员和志愿者等学生代表为一体的视力健康管理队伍，明确和细化职责。将近视防控知识融入课堂教学、校园文化和学生日常行为规范。加强医务室（卫生室、校医院、保健室等）力量，按标准配备校医和必要的药械设

备及相关监测检查设备。

3. 根据实际情况建立切实可行的视力健康管理制度

领导班子认真研究，制定了《武汉市第六十四中学顺道校区学生近视防控工作方案》《学生视力健康管理监测建档管理办法》《学生视力健康管理考核评估制度》，学校教代会也通过了《武汉市第六十四中学顺道校区课堂教学要求》，将学生近视防控纳入班级量化评比，将所任教班级学生的视力健康状况与教师考核挂钩，杜绝以牺牲视力健康换取教学质量的做法。

（二）制度的落实与执行情况

1. 制定《武汉市第六十四中学顺道校区近视防控工作责任》

为贯彻习近平总书记关于学生近视问题的重要指示精神，落实教育部等八部门《综合防控青少年儿童近视实施方案》，学校与班主任、班主任与家长、学校与教师、学校与视保员、学校与保健教师分别签订近视防控责任状。要求班主任切实做好班级视力防控管理工作，每个教师视力健康基本知识知晓率达标率达到 95% 以上。着力落实学生视力健康学校、家庭、市视防中心三方共管责任，把我校防近工作各项举措落地，促进学校、家庭、学生自主维护学生视力健康，切实呵护好六十四中顺道校区学生的视力健康。

2. 制定《武汉市第六十四中学顺道校区学生视力健康管理考核办法》

按教育部要求：到 2030 年，6 岁儿童近视率控制在 3% 左右，小学生近视率下降到 38% 以下，初中生近视率下降到 60% 以下，高中阶段学生近视率下降到 70% 以下，国家学生体质健康标准达标优秀率达 25% 以上。根据武汉市硚口区教育局体卫艺站的要求，2019 年起将防近工作纳入年度绩效考核中。2018 年，顺道校区学生近视率为 67.47%，2019 年争取保持稳定不增长。此管理办法为各班学生、班主任、教师、家长提供了规范的操作流程，也为部门管理者提供了管理依据，便于实施、考核，制度的落实有效保障了学校视力健康管理工作落地生根。

（三）有效举措

1. 加大投入，科学防控

学校建立了视力健康管理校长工作室、校园内设有视力自测区，对学生视力实测监测，随时监控学生视力变化情况，研判学校防控措施及防控效果，做到科学防控。如校级班子经过研判，把眼保操改在第三节课上课前，解决了学生下课洗手后再做眼保操的难题，更有利于用眼卫生。新冠疫情期间，为避免手部接触眼睛引发感染，学校与时俱进，将原有的眼保操换成"眼肌操"。用柔和的音乐和亲切的提示语，让学生课后到户外看看远处的绿色，听听花开的声音，督促学生课间远眺。

2. 强化学习宣传，提升防控意识与水平

在武汉市硚口区教育局、体卫艺站、市视防中心的大力支持与指导下，市视防中心专家多次到校，分别对班级视保员、家委会代表、班主任进行培训，学区领导与校医也多次到市视防中心基地学习参观。校园设有近视防控技巧专栏、科普长廊、教室内有 2 米提示线等。同时学校通过爱眼主题升旗仪式、"爱眼周""爱眼节"活动，对师生、家长进行了宣传，不断提高防控水平，强化防控意识，做到视力健康教育全覆盖。每一次宣讲，学校都认真准备，根据不同的宣讲对象，采用不同的沟通方式。学校的宣讲策略是：校长讲要求，家长讲责任，学生讲自律，营造良好的宣传氛围。跟校长宣讲，首先引发校长的共鸣，在全校上下抓升学质量的前提下，如何将学生视力健康管理融入其中，用工作中的小举措让校长们相信学业与健康是可以同行的；跟家长宣讲，侧重于孩子的今天与明天的对比，今天对孩子视力的关注就是对孩子的明天负责，家长要把孩子身心健康的责任扛在肩上；跟学生宣讲，分管校长用自己高度近视的亲身经历告诉他们，拥有健康视力看见清晰世界的重要性，自律方可自由。

3. 细化管理，层层履责

学校制定了《武汉市第六十四中学顺道校区视防工作方案》，成立近

视防控工作小组，将近视防控工作纳入到班级管理工作重要的议事日程，责任定岗定人，分别组织班干部、保健老师、班主任、教师、家长签订视力防控责任状，层层执行、落实防控工作。

4. 整合特色资源，眼球与足球齐抓，健康与学业同行

强化体育课和课外锻炼，创新的花式跑操、绕杆带球、射门比赛成为大课间的主打项目。有序组织和督促学生在课间时到户外活动或远眺，防止学生持续疲劳用眼。足球、篮球、排球、啦啦操社团让孩子们亲近自然；美术社团的学生办近视防控专题小报、广播站的进行《爱眼时光》播报；"爱眼护眼，让乒乓球飞起来"的乒乓球比赛等都深受学生们的喜爱。这些举措引起了媒体的关注，2023年4月7日，学习强国武汉学习平台发布了《城乡教育｜武汉硚口：踢好"近视防控"这场球，家校社同心守光明》。

5. 夯实教育常规，眼球与"三风"一起抓，眼球与"双减"、五项管理一起抓

学校定期抽查，严禁学生将个人手机、平板电脑等电子产品带进校园。将爱眼行动自然地融入"每日、每周、每月、每学期"不同节点的日常教学管理工作与学生家庭生活中，培养学生良好的视觉行为习惯。利用升旗、班会、班主任会、家长会完成近视防控的各项工作。

6. 多方联动，学校与家长一起抓

学校加强后勤管理，合理安排学生膳食，定期抽查食堂食谱，要求多提供鱼类、水果、绿色蔬菜等有益于视力健康的营养膳食。学生视力，家长有责。2022年，学校注重对家长的宣传培训，监测结果查询率提高到90%，同时定期将所做的工作传至武汉市学生视力健康管理平台。

7. 关注起始年级和毕业年级

2020年新生近视率67.77%，2021年新生近视率67.81%，对坐姿、班级座位轮换定期检查。对九年级近视率高的班级给予高度重视，线下教学期间管控好用眼行为，开展户外活动。

8. 网课期间加强管控

号召"视保员在行动"，坚持空中喊话，要求同学们远眺，做眼保健

操，远离电子产品，要求教师缩短教学时长，减少书面作业，布置实践作业。坚持每周自测，统计上报。制作"让网课的世界更精彩"美篇，守护光明，上"睛"彩网课，让孩子们网课、护眼两不误。

9. 坚持开展视力健康宣教周和宣教月

学校每学期坚持开展各类宣教活动，2021年开展了"六个一"活动：举行一次爱眼护眼讲座（国旗下的讲话），开展一次家长线上培训，完成一次学生视力自测（家庭），开展一次班主任线上培训，上一节视力健康教育课（班会观看视力健康防护公益宣传视频、眼肌操视频），举行一次九眼位眼肌操比赛（班会）。2022年6月6日是第27个全国"爱眼日"，学校开展了"共'瞳'宣讲，齐筑'睛'彩"爱眼日活动（国旗下的讲话、家长宣讲、教师宣讲、学生宣讲、眼健康宝贝合影等）。2023年6月举办"爱眼节"活动。

10. 实施不近视工程

在2021年全国"爱眼日"到来之际，根据两年多来的近视防控工作经验，学校将近视防控工作又向前推进了一步，6月1日启动不近视工程，让视力健康的学生远离近视（初中近视率相对高，对于已经近视学生，医学上没有好的治疗办法，学校也只能尽力控制度数的增长，我们的工作对象应该覆盖到还没有近视的学生身上，让这些孩子保持眼健康，远离近视。学校亲切地将这些孩子称为"眼健康宝贝"）。分管学生视力健康的刘校长与她的"宝贝们"过了一个特别的儿童节。"六一"儿童节当天，她设置了几个环节，一是"宝贝，请保持——远离近视，从我做起"，通过视力自测为不近视学生专门建档，分别以特别的"六一"儿童节——不近视宣讲会、特别的仪式——不近视宣誓仪式、特别的承诺——不近视承诺书、特殊的照片——不近视学生合影、跟踪唤醒眼健康宝贝的自豪感，提升他们爱眼护眼的意识。二是"同学，请注意——眼健康主题班会：分享不近视心得"，用我说你听、你问我答的方式进行分享、交流。三是"朋友，来挑战吧——开放学生视力健康管理校长工作室，举行健康素养知识挑战赛"。学校开放学生视力健康管理校长工作室，对每一名学生进行视力健康素养测试、视力自测，眼健康知识进课堂，将爱眼、护眼的种子播撒在每个学生的心中。第一期"不近视工程"非常成功！10月份再测时，除个别孩子外，宝贝们持续保持眼健康，甚至有几个新加入的眼健康宝贝（因上次测试时眼睛疲劳），学校把这些宝贝们集中起来，12月份，让他们聆听了市视防中心技术培训部的讲座，听讲座的目的就是从思想上高度重视、行动上继续保持、班级里宣传培训、辐射影响一批轻度近视的孩子。

11. 家校社协同守光明

随着我校视力健康管理工作的不断深入，学校意识到：抓近视防控，要从学校管理型、机构服务型转入家庭保障型，家长要当好视力防护的守门员。前锋、中场、后卫、守门员各就其位，各司其职，才能踢好"近视防控"这场球，家、校、社三方一起努力，同心守光明！学生——前锋，冲锋在前，自觉行动，学生自己是视力健康的第一责任人。家长——守门员，把好最后关卡，当好守护孩子视力健康的守门员。学校——后卫，主动管理，积极作为，校长教师为学生的视力健康保驾护航。视防中心、区教育局——中场，为学生视力健康提供有力的技术支撑和政策保障。

12. 唱响《光明的未来》，唱着歌儿过"爱眼节"

2023年6月1日至6日，学校举办"爱眼节"系列活动，爱眼节的主题是：五彩斑斓，"视"界更"睛"彩。热闹的爱眼节由以下活动组成：活动一：唱出"睛"彩——唱响未来，音乐疗愈润眼。活动二：乒出"睛"彩——乒乓世界，青春飞舞亮眼。活动三：足出"睛"彩——足球联赛，绿茵场上放眼。活动四：种出"睛"彩——顺道农场，户外种植养眼。活动五：讲出"睛"彩——分层培训，提升意识护眼。

（四）模式总结

1. 顶层设计，四级管理

（1）构建学生绿色发展理念。学校秉承六十四中"爱无疆 心有恒"的爱心教育理念，倡导师生：爱心教育强调爱，爱自己，从呵护眼球，保护视力做起。学校成立"深化青少年视力防控领域的教育改革项目"工作领导小组，拟定视力防控领域教育改革项目清单，研究制定《武汉市第六十四中学顺道校区视防工作方案》，学校教代会通过了《武汉市第六十四中学顺道校区课堂教学要求》，将近视防控工作纳入量化评比。校领导、保健教师、班主任及相关教师、家长签订近视防控责任状，层层执行、落实防控工作，实现校园视防工作的全覆盖。学校注重舆论引导，在东、西教学楼走廊设置"视力防控"主题宣传展板 30 块，通过校园视防技巧专栏、近视防控科普长廊、爱眼主题升旗仪式、学生视力自测区、爱眼周活动等对师生、家长进行宣传，久久为功之下，不仅使学校学生视力低下检出率增长趋势得到有效遏制，教师、学生、家长的观念也悄然发生了改变。

（2）构建四级管理体系。学校成立"深化青少年近视防控领域的教育改革项目"工作领导小组，负责统筹规划改革工作，制订阶段性工作目标任务。成立学生视力健康管理中心，由分管副校长、政教处、医务室组成，具体负责近视防控工作的推进。成立各班班主任、科任教师视防工作组，负责本班视力防控工作的落实。成立每班"两人制"学生视保员制度，建立由上到下、纵横交错的四级视防管理体系。

（3）社会参与，点线面全普及推进。充分认识青少年近视防控工作的普及并不仅仅是学校狭隘范畴的"全面普及"，而应是以近视防控工作为"中心"画"环"的各种牵连媒介的"健康普及"。因此，学校注重激发家长、食堂校工等人员的热情，让他们理解支持近视防控工作的开展。制作营养膳食、定期抽查食堂食谱，召开家长会，提高家长对学生视力健康的认知度。邀请学校家长委员会成员定期检查食堂食谱、卫生等。作为武汉市园林绿化先进单位，学校坚持开展"学生绿植认养"德育品牌工作，让"师徒结对"认养植物，在养护植物过程中体会生命来之不易、见证学校"师友互助"的友谊以及劳动教育。学校注重"处处有景 点点有绿"，营造生机盎然的绿色健康氛围。

2. 专业指导，夯实基础

（1）专业指导，既引进来也走出去。积极与武汉市硚口区教育局体卫艺站、武汉市视防中心对接，接受专业的指导，邀请专家多次到校，分别对教职工、班主任、班级视保员、家委会代表进行培训，同时多次组织师生到武汉市视防中心、兄弟学校参观、学习。

（2）夯实常规，全面推进。以"健康第一"的理念，强健学生体魄。落实体育课和课外锻炼，创新花式跑操、绕杆带球、射门比赛、眼肌操、调整眼保操时间。有序组织和督促学生在课间时到户外活动或远眺。组织多种多样的体育娱乐活动。学校定期抽查，严控学生个人手机、平板电脑等电子产品管理。将爱眼行动自然地融入"每日、每周、每月、每学期"不同节点的日常教学管理工作与学生家庭生活中，培养学生良好的视觉行为习惯。

（3）近视防控小细节，学生健康大变化。"行动一小步，视力提升一大步！"学校注重发挥师生的"首创精神"，从点滴小事入手。面对眼保健操难以落实的实际，学校商议决定把眼保健操改在第三节课上课前。这一举措不仅能有效落实眼保健操，也能让学生下课洗手后再做操，更有利于用眼卫生。2020年9月考虑到新冠疫情的因素，为避免手部接触眼睛引发感染，学校将原来的眼保健操换成"眼肌操"，既能落实疫情防控，又能避免学生手部接触眼睛引发感染。学校调整了下课铃声，用柔和的音乐、亲切的提示语，鼓励学生课后到户外看看远处的绿色，听听花开的声音，督促学生课间远眺。走进学校教室，第一排座位下画着黄线，要求座位与黑板位置不得近于2米；电子白板上贴着温馨提示，"每节课使用电子白板时间不超过15分钟"；班级每周实行座位轮换，注意教室最后和最前排学生与黑板的距离。课堂上，教师会监督并随时纠正学生的不良读写姿势，提醒学生遵守"一尺、一拳、一寸"要求。学校还要求教师提高课堂效率，禁止拖堂，把课间还给学生，同时，科学布置作业，提高作业设计质量，确保学生充足的睡眠时间。

3. 着眼发展，督导微调

（1）教视融合，带来学校的大变化。一项项举措带来大惊喜——监测平台数据显示：在校学生近视率保持稳定，新增近视率得到有效控制。2018年至2019年、2019年至2020年学校学生近视率分别增长4.17和3.11个百分点。学生近视率年增长呈下降趋势。学生健康知识掌握良好，健康素养、体质均得到提升。与此同时，学校教学质量不但没有下滑反而稳步提升，教学质量、中考质量逐年提升，年年荣获"绩效管理立功单位"。2020年绩效位列硚口全区同类学校排名第1，全区中学排名第2。学校先后被评为"武汉市群众满意学校""武汉市心理健康教育示范学校""武汉市学生视力健康管理示范学校"等。

（2）督导强质，抓铁有痕长效发展。学校深化青少年视力防控领域的教育改革项目工作领导小组、学校学生视力健康管理中心调研、合议视力防控工作的推进情况，并邀请武汉市视防中心不定期到学校进行指导，通过调研、合议、查看、学生随访等方式，检查落实情况，提出调整指导意见。启动"不近视工程"，同唱《光明的未来》，青少年视力健康改革项目进一步深入课堂，让每个老师"教有所依"。学校还成立全市首批"校长工作室"，通过学校学生视力健康管理中心，运用云智能进行学生视力健康教育监测、监控、监管。

（3）特色鲜明，成效显著。几年的探索与实践，六十四中"学区整合"的模式，教体融合、教艺融合、教视融合的"眼球与足球齐抓 健康与学业同行"顺道版本经验，逐渐被媒体关注宣传，成为"武汉市学生视力健康管理示范学校"，并被同行认可，近视防控经验向外界逐步推广。《眼球与足球齐抓 健康与学业同行》案例荣获"武汉市首届中小学校近视防控优秀案例20强"。2022年学校参加了教育部第二届全国综合防控儿童青少年近视宣传团第二次集体备课大会，并作主题发言。

二、太原理工大学附属小学

太原理工大学附属小学严格按照教育部等八部门印发的《综合防控儿童青少年近视实施方案》、山西省政府办公厅《关于做好儿童青少年近视综合防控工作的通知》等文件精神，按照《健康山西行动》指标要求，将提升学生健康素养，做好近视防控列为学校年度目标任务。多措并举，将近视防控工作纳入教育教学的各个环节，全校师生共同参与，努力实现本校学生的近视率每年下降1个百分点的工作目标。

（一）管理机制的建立与发展

1. 提高防近认识，加强领导机构

全校师生牢固树立"健康第一"的教育理念，把"防近"工作作为推进素质教育，促进学生身心健康的重要内容之一，为学生的终身学习和发展奠定坚实基础。为了加强对这项工作的领导，学校成立了以校长为组长，副校长具体负责、全校各部门和各班主任老师为成员的"防近"工作领导小组。

2. 坚持预防为主，做到防控并举

一是坚持预防为主原则。学校把近视眼防控的重点放在预防工作上，面向全体学生实施预防措施，有效预防近视眼的发生，降低学生近视眼新的发病率。

二是坚持综合防控原则。针对导致近视眼发生的多种因素，采取综合防控措施。切实减轻学生课业负担，控制学生近距离用眼时间；改善教学卫生条件，创建良好的视觉环境；普及视力保护知识，培养学生科学用眼习惯；落实学生体育活动时间，促进学生积极参加体育锻炼。

三是坚持常抓不懈原则。把"防近"工作作为学校日常工作，按照不同年龄、学段要求，将其贯穿在教育教学的各个环节中，坚持常抓不懈，促进"防近"工作经常化、制度化。

四是坚持全员参与原则。充分发挥全体教师和家长、社区的作用，建立教师全员参与，学校、家长、社区联动，形成共同做好学生"防近"工作的合力。

3. 制定规章制度，促进深入开展

一是学校在师生及家长中，广泛、深入开展视力保护宣传教育。少先

队大队部组织学生开展"呵护眼睛，拥抱光明未来"系列活动，邀请山西省眼科医院的专家做预防近视的专题讲座，利用主题队会、升国旗仪式、制作手抄报，绘画作品、手工作品等，宣传近视防控知识。同时充分利用校园广播、宣传栏、网站、校园科技节等多种形式和渠道，经常性宣传科学用眼、预防近视等眼保健知识，培养学生爱眼护眼意识。积极争取和动员家长及社会的参与，扩大宣传效果，形成全社会都来重视并参与"防近"工作的良好局面。

二是加强指导，养成正确的读写姿势和用眼卫生习惯。教师（特别是班主任、体育教师与卫生保健教师）要懂得防治近视眼的知识，充分利用大课间时间加强指导，培养学生良好用眼卫生习惯。读写时保持正确体位和姿势，做到"三个一"（眼离书本一尺，胸距书桌一拳，手离笔尖一寸），坚持"二要，二不要"。"二要"是：读写姿势要端正，眼书距离一方尺；连续读书1小时应休息或远眺10分钟。"二不要"是：不要在光线暗或直射阳光下看书、写字，不要边吃饭边看书；不要在走路、躺卧和晃动的车上看书。此外，看电视要有节制。

三是建立学生用眼卫生的管理制度，强化对学生眼保健操的检查。建立健全班级、学校"防近"检查制度，将每天眼保健操检查结果纳入班级一日常规考核之中。学校为每间教室张贴眼保健操挂图，保证眼保健操时间，提高眼保健操质量。各班必须保证每天两次的眼保健操时间，不得私自占为他用。当班老师负责监督和指导同学的眼保健操指法。保健老师和执勤学生随机进班检查同学做眼保健操状况，发觉找不准穴位的同学准时订正并反馈给班主任。班主任或任课老师平常依据反馈意见，对学生的眼保健操手法、穴位做重点指导或教授。学校组织相关人员对全体老师进行眼保健操再培训，使每位老师能正确掌握指法，以便对同学进行指导。学校每学年组织一次眼保健操比赛，以赛促学，对表现优异的班级和个人进行表彰，让每日两次眼保健操护眼功效落到实处。学校严格落实"阳光体育"相关活动，吸引学生走向操场、走到阳光下、积极参加体育锻炼，分别开展阳光晨跑和中华传统体育进校园活动，保证学生每天锻炼一小时。

四是建立定期视力监测制度。学校每学期对全体学生进行视力监测，并将结果及时反馈给家长，对于视力在近视边缘的学生和已发生近视的学生给予预防视力发展的指导意见，并向家长普及预防近视的相关知识，督促家长一起教育与培养学生注意用眼卫生，形成良好习惯，努力做到早发现、早预防、早治疗，形成家校共育，携手共进，做好防近工作。

五是严格落实双减政策。学校将各学科每日作业量、学生完成情况纳入绩效考核指标，每天对班级学生在校完成家庭作业人数进行统计，实时监控学生作业完成情况，同时了解教师作业设计的项目及难度、层次、及时统计分析。教研室对反馈信息汇总后，根据各学科教学目标，指导教师优化作业设计，提升课堂效率，鼓励教师跨学科整合作业内容，通过项目式学习提升学生的学习能力，减轻机械重复的作业负担。

（二）制度的落实与执行情况

1. 加大投入力度，优化视觉环境

学校按照《中小学学生近视眼防控工作方案》中关于用眼卫生对环境的要求，对教学环境全面规划，改善教室的采光与照明、课桌椅配置、黑板等教学条件。为保证教室内所有学生合理的用眼距离，学校配备符合标准的教室采光要求以及照明设备、与学生身高相符合的课桌椅，教室黑板做到无眩光，并主动协调卫生行政部门定期对学校的教学卫生状况进行监督与监测，保障学校的各类教学设施和条件符合《国家学校体育卫生条件试行基本标准》及相关卫生标准，为学生建立良好的视觉环境。

2. 推动"阳光午睡"，助力视力健康

鉴于眼科专家已把睡眠不足列为造成青少年中、低度近视的首要原因，太原理工大学附属小学坚持问题导向、目标导向、结果导向，着力推动"阳光午睡行动"，保障学生通过合理适度的午休躺睡，缓解视疲劳，放松身心，有效预防近视的发生，促进学生身心健康。

（三）有效举措

教育部明确要求，小学生每天睡眠时间不少于 10 小时。学校根据不参加学校午托学生的在家午休情况统计，发现在家不午休的学生多达 35.05%，只有 18.97% 的学生可以在家保持 40 分钟以上的午休时间。而在学校，托管教师会按时督促学生午休，保证学生从 13：00 到 13：50 近一小时的午休时间。充足的睡眠，能使学生精力充沛地投入学习和活动，有利于学生身心健康成长。具体举措如下。

一是建立由校长总负责，分管副校长具体抓的工作机制。学校划拨出专门经费 7.5 万元，依据高中低 3 个年龄段的学生身体发育特点，购买了 3 种尺寸可累叠的床型，使每一位在校午休的学生都能有适合自己的床铺。后勤主任负责学生午休床位的配置，教务处负责午托教师的人员配备，保证每 10～15 个学生有一位老师管理和陪睡。

二是制定了《太原理工大学附属小学师生午休管理制度》，对在校午休的学生，管理教师提出了明确的要求。成立了安全巡查工作领导小组，制定切实可行的巡查机制，带班领导在值班时间必须对各个午休教室进行巡视督导，认真做好巡查情况的记载，对检查中发现的问题及时处置上报。对于表现良好的班级，还可以积累德育积分助力班级参加评先评优和文明班评比。一系列举措，让参与午休的学生有章可循，教师管理有序，领导督查有责，引导学生养成良好的午休习惯，从而有效帮助学生通过午休防控近视。

三是挖掘空间，提供舒适环境。今年全国两会上，两位全国人大代表不约而同提出建议，希望在全国中小学推行"趴睡"变"躺睡"，充分保证中小学生实现优质午休。实践证明，"趴睡"虽然也能达到休息目的，但从医学角度来看弊端很多，因为当枕在胳膊上时，学生的眼球会受到压迫，当眼球受到压迫时间较长时，会造成眼压过高、视力受损、眼球胀大、眼轴增长、眼球内血液循环不畅，久而久之容易加深近视度数。为此学校努力克服场地、经费等现实困难，积极在有限的场地内挖掘"躺着睡"的空间，最大化地让学生拥有良好的午休环境。学校充分利用各功能教室，并结合不同学段学生的生理发展需求，定制了 3 种不同类型的床铺供学生使用。同时依据各教室的不同特点，学生男女比例，设计床位摆放，被褥规格。学校采用的可层叠的学生床，层叠后，床与床之间有 15 厘米的空间，可平放学生的被褥，进一步节约了教室空间，既方便又实用。学校还选用利于眼睛健康的窗帘、床、床单、被套等，为学生提供易于午休的良好环境，保证每一个学生躺睡的舒适感。

四是注重心理健康，引导学生睡前调节情绪。由于情绪对视力有着一定的影响作用，睡前老师们或组织学生做眼保健操，或讲睡前小故事，或播放助眠轻音乐，以多种形式引导学生深度呼吸、放松肌肉，同时耐心帮助学生解决午睡期间的各种问题，助其安心休息。任课教师还采取推选"小舍长"，设置"争星奖励"等激励评价机制，引导学生在规定时间内主动入睡。科学的睡前引导和干预，使学生养成了良好的午休习惯，释放多巴胺，实现"高质量午休"。

（四）模式总结

从 2021 年起，学校近视率分别为：69.01%、50.13%、45.24%，连续三年呈显著下降趋势。学校对是否参加午托与学生视力情况的关联性分析调查发现，通过"阳光午睡"，近一年近视度数无增长的人数占总人数的 68%，而略微增长（50 度以下）的人数占 22%。未参与学校午托的学生，近视度数无增长的占总人数的 63%，低于参与午托的学生比例；有近视度数增长的占 38%，高于参与午托的学生比例。在对家长的调查中，96.61% 的家长基本同意或完全同意适当午休可以保护孩子视力。因此，参与午托的学生在一定程度上保证了午休时间，从而间接保护了视力。

教育在于细节育人，通过保障学生"午睡"全面提升学生各方面的素养。在确保学生充足睡眠的同时，学校把劳动教育融入午托，教育引导学生从小学会自己叠被子、整衣服、收纳被褥、整理床铺，保持午休教室地面清洁，使孩子在一言一行中养成了良好的生活习惯，培养了他们的劳动意识。同时，在午休时，引导学生懂得尊重他人，互帮互助，增强规矩意识、大局观念，潜移默化地提升学生的思想品质。

在《实施方案》指引下，太原理工大学附属小学多管齐下，既突出工作重点，又以点带面，自上而下形成了领导随检随查，教师实时指导，学生终身受益的工作体系，将这项"国之所关，民之所盼"的"教育工程，民生工程，健康工程"持续深入地开展下去。

第五节　台湾地区经验

台湾地区从 30 多年前就开始重视学生的视力保健。台湾学生视力保健计划（The Taiwan Student Vision Care Program ，TSVCP）由台湾地区教育事务主管部门持续推动。

一、策略发展

从 1980 年开始，台湾地区行政管理机构认为近视是一个严重的公共卫生问题，并指示相关机构，包括教育事务主管部门和卫生事务主管部门启动"加强学生视力保健的重要措施"。每学期学校护士都会例行进行全台湾地区的学生视力筛查和转诊。

1986 年，台湾地区卫生事务主管部门拨款在五个医疗中心设立儿童视力保健中心，以开展近视预防和治疗。此外，还批准了每 5 年一次开展"6 ~ 18 岁学生睫状肌麻痹屈光状态的流行病学研究"[1]。

1995 年，台湾地区推行 5 岁儿童弱视和斜视的随机点立体视觉检查和视力筛查。1999 年，实施"加强学童视力保健五年计划"。

---

① Wu P. C., Chang L. C., Niu Y. Z., et al. Myopia prevention in Taiwan［J］.Annals of Eye Science, 2018, 3:12–12.

2007—2009 年，开展了"学龄儿童和学龄前儿童视力保健计划"；2010 年开展了"学龄儿童和学龄前儿童视力保健三年计划"；2014 年至今，持续实施"学童视力保健方案"。

在"加强学龄儿童视力保健五年计划（1999—2004 年）"期间，幼儿园弱视和斜视筛查率达到 95%，实现了 80% 以上的视力障碍转诊。在此期间，预防近视的关键项目包括改善室内照明、调整个别学生的桌椅高度、鼓励远眺、眼保健操和促进近距离工作的休息。尽管这些举措花费了大量的人力和财力，但结果仍然不能令人满意。根据 2006 年的调查显示，7 岁学生的近视率为 19.6%，12 岁学生的近视率为 61.8%。与 2000 年 7 岁学生近视率 20.4%，12 岁学生近视率 60.6% 相比，近视患病率仍然较高。原因可能是当时缺乏强有力的基于证据的近视预防策略。

2009 年参考国际上关于户外活动保护视力的研究成果，台湾地区在视力保健计划中将"增加户外活动"作为一项重要内容，并建议至少进行 2 小时的户外活动以预防近视。从 2010 年起，将每天 120 分钟的户外活动即"天天 120"（无论活动类型如何）纳入了儿童青少年近视预防计划。在此之前的过渡是"远距离凝视"——每天 120 分钟的户外远距离凝视。

2013 年，有研究者报道了课间户外活动对预防学龄儿童近视的效果[①]。这项研究表明，课间户外休息计划可以减少一半的近视和近视转变，特别是在非近视儿童中。此后，课间户外活动在学校广泛推广。自 2014 年起，传播"近视是疾病"这一重要概念被纳入了"儿童视力保健计划"和学校健康教育中。

台北的一个研究团队提出了"30—30—out"建议，其含义为：保持 30 厘米的视距，在近距离工作 30 分钟后，在户外休息一会儿。

---

① Wu P.C., Tsai C.L., Wu H.L., et al. Outdoor activity during class recess reduces myopia onset and progression in school children. Ophthalmology 2013,120:1080–1085.

二、经验成效

自采取上述措施后，台湾地区小学生视力不良率开始急剧下降，并在 2012 年至 2015 年户外活动计划实施后持续下降至 46% 左右（见图 4-1），切实证明了户外活动在预防近视上的成效。如今，TSVCP 向教师和学生不断重申，近视是一种不可逆转的疾病，会在儿童期持续发展。此外，倡导户外活动和近距离工作的休息成为了学校预防近视的主要手段。

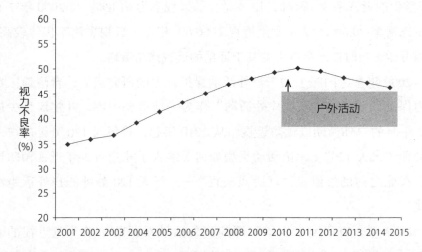

图 4-1　台湾地区小学生各年度视力不良率及学生视力保健计划实施户外活动后
视力不良率下降情况

第五章

部分国家和地区经验

世界卫生组织将视觉健康列为人体健康的十大标准之一，全球各国高度重视儿童青少年眼健康。尽管近视防控措施各具特点，但一些国家制定了行之有效的措施，对儿童青少年近视实现了有效防控，对我国制定相关政策和开展相关工作具有一定借鉴价值。

第一节　新加坡经验

新加坡是世界上近视眼发病率较高的国家之一。2000 年，65% 的新加坡学生在 12 岁时患有近视[①]。早在 20 世纪 70 年代末至 80 年代初，新加坡政府就出台了控制近视的公共卫生政策。为了解决儿童近视率居高不下和随之而来的公共健康问题，新加坡更于 2001 年成立了国家近视预防项目（the National Myopia Prevention Programme，NMPP）指导委员会。该委员会由新加坡教育部、新加坡武装部队、新加坡社会和家庭发展部、新加坡国立大学、新加坡眼科研究所、新加坡验光师和眼镜商委员会、新加坡卫生部以及新加坡验光配镜和专业团体的代表组成[②]，统筹谋划儿童近视

---

① Vijaya K., Lilian W., Veronica T., et al. School-based programme to address childhood myopia in Singapore［J］.Singapore Med J, 2021, Feb; 62(2): 63-8..DOI: 10.11622/smedj.2019144.

② Seet B., Wong T.Y., Tan D.T., et al. Myopia in Singapore: taking a public health approach. Br J Opthalmol. 2001,85:521-526.

防控政策和制度。

　　新加坡政府主要采用双管齐下的举措，即一方面强化公众科普教育以提高人们对视力健康的认识，另一方面注重普及视力筛查，尽早发现和管理近视，提供相应的社会健康服务，来延缓儿童近视的发生和发展。

一、强化公众教育

　　新加坡采取的公众教育战略主要包括：（1）针对儿童（幼儿园和小学）和青少年（中学）以及家长和教师开展有针对性的视力健康教育，营造良好的用眼环境；（2）使用大众媒体在公众群体中宣传正确的视力健康护理习惯的信息。

　　多年来，新加坡儿童青少年视力健康教育侧重于减少近距离工作，如阅读、写作和使用电子设备等的时间。然而，新加坡的一个近视风险因素队列研究结果明确了户外活动可以预防儿童近视的发展[①]，紧接着，在国际近视大会上公布的悉尼近视研究结果也进一步证实了这一点，该研究发现，7岁新加坡华裔近视儿童与悉尼华裔近视儿童之间唯一的显著差异是在户外活动时长的不同[②]。悉尼的孩子花在户外的时间大约是新加坡孩子的4倍。在此证据的基础上，新加坡政府除了继续倡导减少屏幕时间之外，又将户外活动确立为预防儿童近视的一个重要策略。

　　为帮助传播这些视力保健信息，NMPP开发并组织了丰富的、适合不同年龄儿童的活动，如戏剧、广告歌曲、舞蹈和流动的"健康生活方式"巴士。甚至开发了一个名为"眼睛船长"的卡通形象作为视力健康信息传播的吉祥物，以构建起儿童对视力健康信息的良好认知，有利于护眼行为的形成和保持。

　　为使教师和家长为孩子在学校和家庭创设有利于眼健康的支持性环境中发挥关键作用，NMPP推出了多个方案，主要包括：为教师开展了专门的知识培训，使他们对近视有更深入的了解；为不同年龄组的儿童定制了

---

①　Saw S.M., Hong C.Y., Chia K.S., et al. Nearwork and myopia in young children. Lancet. 2001,357: 390.

②　Rose K.A., Morgan I.G., et al. Myopia, lifestyle, and schooling in students of Chinese ethnicity in Singapore and Sydney. *Arch Ophthalmol.* 2008, 126: 527–530.

适宜的活动和资源，让学生们发挥主人翁精神提出自己的活动创意，在同龄人中宣传推广良好的护眼行为，赢得"护眼队长"徽章。

为进一步深入家长和家庭，NMPP 举行了以学校为基础的小组咨询会议。通过学校的集群效应［在新加坡，同一地区内的学校（通常约十所学校）组成一个集群，以促进信息和策略的共享］，为学龄前儿童和小学生的家长组织旨在促进家庭良好护眼行为的研讨会。此外，还定期举办公众论坛，帮助家长了解近视表现及其并发症的风险，并就如何培养孩子良好的护眼行为和习惯提供建议。同时，新加坡健康促进委员会还发出鼓励家庭在户外共度时光，参加户外体育活动的倡导，宣传增加户外体育活动不仅能够预防近视，还可以降低儿童肥胖的风险和改善儿童的心理健康，提高家长对户外活动的认识。在近视防控项目中，新加坡政府提倡整体提升的策略，即不仅包括上述提到的重点内容，还包括注重饮食和睡眠，从公共卫生的角度一揽子改善儿童健康。

这些策略中所包含的知识和信息通过大众媒体，包括电视广告、广播、新加坡健康促进委员会网站和受欢迎的亲子杂志等途径，向公众广泛宣传。

二、普及视力筛查

常规视力筛查是儿童早期近视筛查和干预的关键策略。在 NMPP 于 2001 年成立之前，视力筛查就已经纳入学校健康服务（School Health Service，SHS），成为面向所有中小学生的校本服务之一[①]。

NMPP 成立以后，从 2002 年至 2003 年，社会保健系统的视力筛查范围进一步扩大，包括了大约 80000 名 5 岁的学龄前儿童。在例行检查中发现的视力有缺陷的学龄前儿童和小学生会被转介到健康促进局学生健康中心的验光诊所作进一步评估。还为有需要的学生提供睫状肌麻痹验光，以便在专业机构更有效地评估他们的视力情况。经过评估，给需要佩戴眼镜

---

① Ministry of Health, Singapore. History of School Service in Singapore (Part 1): The Singapore Community Health Bulletin (No. 19–26) Singapore: Ministry of Health, 1928–1986.

的儿童开处方，让他们在社区的眼镜店购买眼镜。如儿童疑似患有严重近视、弱视或其他眼病（如斜视和上睑下垂），则被转介至公立医院的儿科眼科或由家长选择的私人诊所眼科；高年级的学生将被推荐到社区验光师那里进行进一步的视力评估和眼镜矫正。为确保贫困学生不被剥夺必要的视力矫正机会，NMPP 启动了眼镜代金券基金①。这些学生可获得 50 美元的眼镜架代金券，眼镜片则由赞助商免费提供。

为了解该方案是否以及如何实现降低儿童近视率的目标，NMPP 在 2004 年至 2015 年，根据学校所在地理区域（北部、南部、东部或西部）和学校类型（男女同校或男女分校），选择了 12 所点哨小学和 12 所点哨中学开展以学校为单位的例行视力筛查，确保了全国学生的代表性。每年约有 20000 名小学生和 15000 名中学生的匿名数据被纳入数据分析。从分析结果可以发现，在此期间，12 所哨点小学生的近视率从 37.7% 降至 31.6%。2004 年至 2007 年，近视率下降幅度最大，从 37.7% 降至 32.3%。此后，近视率较为稳定，范围在 31.6%～33.7%。12 所哨点中学生的近视率尽管从 61.7% 上升至 65.5%，但二者差异无统计学意义（图 5-1）。

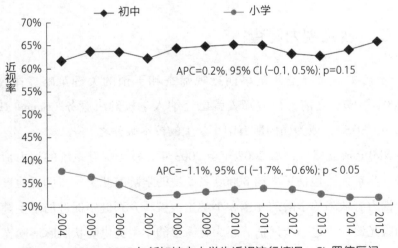

图 5-1　2004—2015 年新加坡中小学生近视流行情况；CI: 置信区间

---

① Xiong S., Sankaridurg P., Naduvilath T., et al. Time spent in outdoor activities in relation to myopia prevention and control: a meta-analysis and systematic review. *Acta Ophthalmol.* 2017,95:551-566.

三、探索创新方式

在公共卫生项目的配合下，新加坡研发了一款名为"Plano"的本土移动应用程序，用于管理儿童智能手机和平板电脑的使用。这是一种培养良好护眼行为和习惯的有趣的和创新的尝试。该应用程序可以安装在手持设备上，并在后台运行，跟踪面部到屏幕的距离、屏幕时间、无设备的活动，甚至不良姿势。所有这些基本功能都是免费的。通过分数激励孩子养成正确的用眼习惯，并奖励他们参加户外活动。随着新加坡在学习和日常生活中对智能手机和平板电脑的依赖迅速增加，在这种大环境下，有效的提醒和控制不失为一种具有实用性的策略。

随着新加坡小学生的近视患病率总体下降，证明了现有政策制度和管理策略的有效性，如保持该政策的延续性，以及随着未来科学技术的不断发展，防控手段的不断增加，新加坡儿童青少年近视可以得到良好的预防和控制。

第二节　欧洲经验

Grzybowski等人最近的一项综述表明，北美学龄儿童近视率为42%，非洲和南美洲儿童的患病率不到10%[①]。欧洲儿童青少年近视率大大低于亚洲国家，见表5–1。有数据显示，英国小学毕业生近视率低于10%，德国青少年近视率在15%以下。有研究认为，近视率高低与人种差异有关，但更多的是认为与社会文化方面的原因更相关。迄今为止，没有有力证据表明欧洲和亚洲人近视风险的遗传背景存在根本差异。也就是说，亚洲血统并不必然导致近视，因为这些地区的近视率在两三代人之前要低得多。这表明环境和社会因素一定起到了关键性的作用。

① Grzybowski A., Kanclerz P., Tsubota K., et al. A review on the epidemiology of myopia in school children worldwide. BMC Ophthalmol 2020, 20: 27.

表 5-1 欧洲儿童近视患病率

作者	出版时间	年龄（岁）	国家	样本人数	定义（屈光度）(D)	近视率(%)
Matamoros[1]	2015	0～9	法国	1781	≤ -0.5	19.6
Tideman[2]	2017	6	荷兰	5711	≤ -0.5	2.4
Enthoven et al.[3]	2020	9	荷兰	5074	≤ -0.5	11.5
Rudnicka et al.[4]	2010	10～11	英国	233	≤ -0.5	3.4
O'Donoghue et al.[5]	2015	12～13	北爱尔兰	661	≤ -0.5	17.7
Tideman et al.[6]56	2020	13	荷兰	3600	≤ -0.5	22.2
Matamoros	2015	10～19	法国	8289	≤ -0.5	42.7
Lundberg[7]	2017	平均值：15.4	丹麦	307	≤ -0.5	33.6 睫状肌麻痹：17.9
Hagen et al.[8]	2018	16～19	挪威	393	≤ -0.5	13

① Matamoros E., Ingrand P., Pelen F., et al. Prevalence of myopia in France: a cross-sectional analysis. Medicine 2015, 94: e1976.

② Tideman J.W.L., Polling J.R., Hofman A., et al. Environmental factors explain socioeconomic prevalence differences in myopia in 6-year-old children. Br J Ophthalmol 2017, 102: 243-247.

③ Enthoven C.A., Tideman J.W.L., Polling J.R., et al. The impact of computer use on myopia development in childhood: the Generation R study. Prev Med 2020, 132: 105988.

④ Rudnicka A.R., Owen C.G., Nightingale C.M., et al. Ethnic differences in the prevalence of myopia and ocular biometry in 10-and 11-year-old children: The Child Heart and Health Study in England (CHASE). Invest Ophthalmol Vis Sci 2010, 51: 6270-6276.

⑤ O'Donoghue L., Kapetanankis V.V., McClelland J.F., et al. Risk factors for childhood myopia: findings from the NICER Study. Invest Ophthalmol Vis Sci 2015, 56: 1524- 1530.

⑥ Tideman J.W.L., Enthoven C., Jaddoe V., et al. Axial length growth from 6 to 13 years of age and risk of myopia at age 13: the Generation R study. Invest Ophthalmol Vis Sci 2020, 61: 852.

⑦ Lundberg K., Suhr Thykjaer A., Søgaard Hansen R., et al. Physical activity and myopia in Danish children-The CHAMPS Eye Study. Acta Ophthalmol 2017, 96: 134-141.

⑧ Hagen L.A., Gjelle J.V.B., Arnegard S., et al. Prevalence andpossible factors of myopia in Norwegian adolescents. Sci Rep 2018, 8: 13479.

一、英国

在过去的 50 年中，英国罹患近视的年轻人的比例翻了一番，2009 年至 2017 年，近视儿童人口每年增加约 1%。儿童通常在十几岁时被发现患有近视，随后近视程度迅速发展。在英国，六分之一的 12 ~ 13 岁青少年和超过四分之一的 15 ~ 16 岁青少年患有近视。

英国国家医疗服务体系（National Health Service，NHS）为 16 岁以下的儿童或 19 岁以下的全日制学生免费进行眼科检查①。同时 NHS 也提出，家长是帮助未成年人保护视力的主要责任人。

英国相继推出两个视力保护原则，一是"20—20—20 原则"，即每隔 20 分钟眼睛离开电子屏幕等近距离用眼状态，并向 20 英尺（6 米）远的目标注视至少 20 秒。现在这个原则被鹿特丹的一个近视研究小组建议修改为：每近距离工作 20（近距离工作应在至少 30 厘米的距离进行）分钟后，凝视远处至少 20 秒，每天在户外待 2 小时。这个建议简称"20—20—2 原则"，现在已经常被欧洲眼科医生推荐。二是"1—2—10 原则"，使用手机、电脑和电视时，眼睛离屏幕的距离应分别是 1 英尺（0.3 米）、2 英尺（0.6 米）和 10 英尺（3 米）。该原则口号简洁易记，无论学生、家长还是老师都能很容易记住、应用并互相提醒，无形中降低了专业知识的门槛，让人容易应用起来。

95% 的学校出台规定，限制学生在校使用手机。部分学校为了减少学生对手机的依赖，提供更为丰富的课外游戏活动。学校老师有义务在发现孩子出现近视相关迹象后及时与家长沟通。

二、法国

法国青少年近视率约为 20%。其中，7 ~ 9 岁和 10 ~ 12 岁近视儿童

---

① National Health Service. Short-sightedness ［EB/OL］. 2018.

的近视进展比例更高，发展速度更快[1]。法国自婴幼儿时期开始对儿童视力进行筛查。医院 / 家庭医生为儿童青少年建立视力健康档案，并对儿童青少年视力进行动态监测，每年至少检查一次，相关费用绝大部分由法国医保系统承担。

幼儿自 3 岁进入幼儿园后，学校就会与社保系统联手预防孩子发生近视。法国的中小学校开设有健康教育课程，培养学生养成良好的阅读习惯，教导学生如何保护视力，如在强烈光线下要佩戴太阳眼镜来保护眼睛，日常多进行户外体育运动来预防近视。

学校做到教室光线充足，注意学生的营养均衡。学校要求食堂提供平衡的水果、蔬菜和含有脂肪酸鱼类的食物比例，以提供维持正常眼部功能所需的相关营养元素。有学校为课堂和图书馆引入天然光线，营造更加明亮的阅读环境。法国政府自 2022 年起禁止 10 岁以下的儿童产品中含蓝光。

三、德国

德国 2020 年的研究显示，德国 0～17 岁儿童青少年近视率为 11.6%[2]。Jobke 等人在 2008 年报告了德国 2～6 岁儿童近视率为 0%，7～11 岁儿童近视率为 5.5%，12～17 岁青少年近视率为 21.0%，[3] 患病率明显低于其他欧洲研究报告的数据，且自 2013 年以来，近视率的增幅仅为 2.2%。[4]

德国儿童青少年近视率始终保持在较低水平，这与政府的管理和举措是分不开的。德国联邦教育局及德国联邦卫生局等机构共同创建青少年眼

① Tricard D.,Marillet S., Ingrand P., et al. Progression of myopia in children and teenagers: a nationwide longitudinal study. British Journal of Ophthalmology.2022,106:1104–1109.

② Schuster A.K., Krause L., Kuchenbäcker C., et al. Prevalence and time trends in myopia among children and adolescents—results of the German KiGGS study. Dtsch Arztebl Int 2020, 117: 855–60. DOI: 10.3238/arztebl.2020.0855

③ Jobke S., Kasten E., Vorwerk C. The prevalence rates of refractive errors among children, adolescents, and adults in Germany. Clin Ophthalmol 2008, 2: 601–607.

④ Yang L., Vass C., Smith L., et al. T: Thirty–five–year trend in the prevalence of refractive error in Austrian conscripts based on 1.5 million participants. Br J Ophthalmol 2020, 104: 1338–1344.

睛保护协会，专门指导和管理青少年视力①。对幼儿园、中小学的学生进行视力跟踪调查，定期检查学生视力，建立青少年视力档案，发现视力降低者及时进行检查矫正；从小学一年级起就让学生试戴"巫婆眼镜"，体验近视感觉和戴眼镜对生活带来的不便②。为了提高孩子视力，德国学校还定期进行"望远"活动，让孩子们走出家门，在公园和山上凝视远处的田野和群山，经常和大自然接触。许多德国学校还在推广眼部肌肉训练操，每天上午、下午在学校各做 1 次，晚上睡觉前再做 1 次。德国每年都发布青少年视力报告，让各界都了解德国青少年的近视现状，还会评出保护视力出色的学校，这一系列有效举措使德国儿童青少年近视率始终保持在较低水平。

从用眼行为上看，德国儿童青少年的特点也与其他欧洲国家及东亚、东南亚不同。研究显示，德国儿童青少年近视与电视 / 视频、游戏机、电脑 / 互联网和智能手机的使用都没有显示出相关性。然而，阅读书籍却显示与近视有关。在未经调整的模型分析中发现，电视 / 视频、电脑 / 互联网和阅读存在剂量效应；在部分调整的模型中，这种影响只存在于阅读中。由此推断，自 2003—2006 年基线研究以来，虽然智能手机的使用持续增加，但至少到目前为止，还没有对德国儿童和青少年中近视的流行产生影响。体现了德国儿童青少年在用眼习惯和用眼行为方面的特点，某种程度上体现出社会文化理念的差异。

第三节　差异与启示

一、共同的挑战

从本章提供的部分国家和地区儿童青少年近视防控情况，我们可以看到其他国家和地区儿童青少年近视的流行情况、当前对视力健康的认知状

---

① 新华网 . 防控青少年近视，各国有何妙招？［EB/OL］. 2018.
② 浙江日报 .《青少年如何防近视？各国爱眼有神器 户外运动很关键》［EB/OL］. 2018.

态、应对近视流行的政策，以及面临的挑战。实际上，WHO也曾于2020年首次发布全球近视情况报告，揭示了不同国家所面临的不同障碍和挑战，结合本研究开展的国别近视防控政策研究，发现以下几点可能是各国共同面临的挑战。

（一）系统数据欠缺

据WHO报告，全球许多国家开展近视防控面临的最大问题是缺乏准确的数据记录。这些国家存在的问题各不相同，如有的国家尚未开展大规模的视力筛查、大样本调查，有的国家国民公共医疗体系尚未纳入眼健康等，所以难以获得精准的信息和数据。这是深入研究这些国家近视问题的最大障碍。相对而言，我国已建立了全国统一的儿童青少年视力监测数据上报系统和制度，并且达到了一年两次的筛查频率，可以保证对数据的基本需要。我国在数据和信息方面，面临的更深层次的问题是如何让筛查面更广、覆盖率更高、数据更准确，以及数据的有效应用。

（二）各部门合作不畅

根据已经掌握的信息显示，在大多数国家和地区，想要实施近视防控战略，一个常见障碍是主要的政府部门（如教育部和卫生部）之间缺乏协调与合作，无法共同制定一项公共卫生计划，如在学校开展视力筛查计划或增加儿童户外活动时间等，并有效落实。在我国，政府各相关部门在儿童青少年近视防控问题上已达成高度共识，并在不断发挥各部门的分工职责，落实相应措施，下一步需要持续提高协调性。

（三）家长观念不佳

另一个常见的障碍来自家长，各国都存在家长担心户外活动时间的增加可能会影响学习时间的现象，老师如鼓励学生到户外活动可能得不到家长的支持，同时，一些学校也担心学生课间活动会受伤，故禁止学生课间走出教室玩耍。因此，很多国家在宣传户外活动对视力健康有益的同时，也会强调户外活动的其他潜在好处，如减少儿童肥胖、改善心理健康等，提高家长对户外活动综合提升儿童青少年健康的重要性的认识。在我国，冲破家长和学校对户外活动阻碍也是一个重要的课题，开展家庭健康教育的重点应侧重于对家长观念的引导，纠正错误的育儿观、成才观；对学校要重点防范一些学校因噎废食，出于安全考虑禁止孩子在课间、课后户外活动的情况。

二、东西方差异与启示

除了上述全球面临的共同挑战外，通过对比国内国外经验，我们对儿童青少年近视防控理念有了进一步的认识。

（一）教育理念差异表现出近视流行情况的不同

东亚和西方教育体系之间存在显著差异，这反映在了近视的流行率上[1]。这种差异也存在于人们对休闲活动的态度和行为上。澳大利亚的一项研究调查了生活在同一地理位置的欧洲白人和东亚人种儿童，发现两者之间的近视进展速度相似。与生活在东亚本土的东亚儿童相比，生活在澳大利亚的东亚儿童的近视进展速度相对较低[2]，这表明不同文化环境的差异可能会影响近视的发展。

以色列最近的一项研究表明，在几个亚人群中，近视率的增加可能与城市化和高等教育相关因素有关[3]。在德国的一项研究中，更高水平的学校和更高学历与更高程度的近视屈光有关[4]。与东亚相比，欧洲的近视患

① Morgan I.G., French A.N., Ashby R.S., et al. The epidemics of myopia: aetiology and prevention. Prog Retin Eye Res 2018, 62: 134–149.

② French A.N., Morgan I.G., Burlutsky G., et al. Prevalence and 5– to 6–year incidence and progression of myopia and hyperopia in Australian schoolchildren. Ophthalmology.2013, 120: 1482–1491.

③ Shapira Y., Mimouni M., Machluf Y., et al. The increasing burden of myopia in Israel among young adults over a generation: analysis of predisposing factors. Ophthalmology.2019, 126: 1617–1626.

④ Mirshahi A., Ponto K.A., Hoehn R., et al. Myopia and level of education: results from the Gutenberg Health Study. Ophthalmology 2014, 121: 2047–2052.

病率仍然明显较低，这可能是因为从幼年开始教育强度的差异。在公认的教育强度更高的亚洲能够发现更高的近视率；在欧洲同样也可以观察到与较高近视率相关的教育强度和教育成就的增加。

（二）对儿童青少年视力健康管理的认识

新加坡、德国等国家高度重视儿童青少年视力健康管理，严密监控近视程度加深。新加坡通过学校健康检查计划开展学生视力筛查，监测儿童青少年近视发病情况。被诊断为近视的儿童，会即刻转诊至健康促进局下属的屈光诊所，由训练有素的验光师进行进一步评估。新加坡健康促进局认为，一旦孩子近视，情况会随着孩子的成长而恶化，直到青少年后期才会稳定下来，只有尽可能早地发现问题，进行及时有效的干预，才能延缓近视进展，将病情恶化的概率降到最低。

（三）政策措施秉持科学态度

新加坡是最早开始关注儿童青少年近视问题的国家，建立了完善的政策体系和决策程序，值得我们借鉴。

政策层面，统筹规划引导科研攻坚。新加坡为遏制儿童青少年近视，成立多部门委员会统筹近视防控政策制定、项目推动、经费筹措和规划科研项目，提出"整合近视研究"策略，将更多资源投入到近视基础科学研究、临床研究和流行病学等急需的问题上，重视成果转化从而改变近视的生理学过程，防止近视的发生。目前，新加坡在世界近视科研领域处于领先地位，在近视遗传基因研究、低浓度阿托品延缓近视进展、OK 镜矫正近视、环境因素影响近视发病及进展等方面均取得突破性进展。

决策层面，重视转化和利用科研成果。以出台"增加儿童青少年户外活动时间"政策为例，目前发表的大量科研成果中，从生化机理和人群流调研究等多方面论证了其背后的科学证据，研究表明参加大量户外活动的人的近视患病率明显较低，每天户外活动时间超过 3 小时的儿童近视发生率急剧下降，即使在阴凉处（非阳光直射），户外活动也可以延缓 30% 的近视进展，并减少 1% 的新发病例。换句话说，"增加户外活动时间"应当是控制近视发生的重要手段。这项举措同时也有助于降低儿童肥胖率、缓解儿童维生素 D 缺乏症，还能释放压力，为孩子们带来身体和心灵上的益处。新加坡以此科学证据为依据在制定政策方面做出了努力和探索，主要包括：将"户外活动时间"纳入学校教育课程，并且由教育部下属的幼儿署规定学龄前儿童每天开展一小时的户外活动。新加坡教育部还提出各种倡议来引导学生和家长对小学户外教育的重视而非学业成绩，对学生表现的评估也不仅仅停留在学业成绩上，还包括参加户外活动的情况。新加坡教育部还与国家公园成立户外教育合作项目，制定户外教育计划"Kids for Nature"，在该计划中，小学生由老师带领进行各种户外活动。"学生照护中心"（学生放学后可以去的地方）为新加坡小学生提供半天监管，也将户外活动纳入其中。

技术层面，遵循科学规律，关口前移至幼儿。如何降低近视率？首先，要识别近视发生的"窗口期"，并将预防关口移至"窗口期"前，采取有效干预手段"治未病"，从而减少新发病例，才能达到降低近视率的目的。其次，需要了解近视发生发展的模式，即儿童刚出生至 6 岁左右伴随远视储备，小学早期（通常指从 6 岁延续到 10 岁，也有研究认为是 5 岁至 15 岁）正视化并发生近视转变，随后快速近视化，最后在青少年中后期趋于稳定。由此可见，"小学早期"是远视储备即将耗竭和发生边缘近视的"窗口期"，此时采取针对性的近视防控干预会起到"扭转乾坤"的作用，并非人们通常认为的哪个年龄段近视率高，哪个年龄段是近视防控关键期。新加坡抓住"6 岁前"的视力发育关键期，鼓励有条件的地区建设"森林幼儿园""自然幼儿园"，让学龄前儿童能够大部分时间待在户外，使眼肌得到放松。

（四）多部门协同保障落实防控举措

近视不单是一个教育问题，也是一个公共卫生问题，需要社会和政府不同部门的协同合作。整体框架的设计显得尤为重要，首先确定目标，其次确定目标实现的路径，再次统筹需要哪些部门协同和资源供给，最后是如何协同落实。因此，准确评估我国儿童青少年近视的负担，包括城市和农村儿童青少年面临怎样的问题和资源缺口，需要有标准化的评估和具体的方案，大到经费如何解决、由谁来出，各部门分工；中到基础设施如何配备、由谁配备；小到教师健康教育和校医日常医疗服务的培训……都需要政府在实际需求、财政盘子、各部门职责等方面充分权衡。其中最容易凸显的一对主体是教育部门和卫生健康部门之间的协调。

据不完全统计，OECD 经济与合作发展组织国家已有奥地利、比利时、加拿大、捷克、德国、希腊、匈牙利、冰岛、卢森堡、新西兰、西班牙、瑞典、瑞士、意大利、挪威、波兰、葡萄牙、丹麦、芬兰、法国、日本、土耳其、英国 23 个国家将视觉预防保健从单一的医学预防走向了重点人群干预、社会政策与医学保健相结合的新阶段。少数没有将视觉健康预防保健纳入基本公共卫生项目的国家，也对特殊人群，如儿童、老年人等，提供了针对性的视觉健康保健服务。

法国的视觉健康服务由基本医疗（商业）保险覆盖。法国视觉健康的保险服务主要由社保系统统筹付费。法国社保系统规定儿童自小就要开始检查视力，包括检查眼睛的各种异常情况。检查一般在孩子出生后的第 1 周、第 9 个月、第 24 个月于妇幼保健中心进行。随后，基本是一年一次，在各医疗中心或医院进行视力检查，费用由社保支付。

新加坡每年大约有 6000 名贫困儿童青少年在视力筛查中被诊断为近视，但这些贫困儿童青少年的家庭多数无力支付高昂的配镜费用。为确保每个需要配镜的近视儿童青少年都能获得清晰的矫正视力，2006 年新加坡健康促进局与 600 多家眼镜店、国家光学中心及眼镜制造商达成协议，推行眼镜代金券基金，旨在让所有新加坡学生享受便捷健康的近视矫正服务。眼镜代金券基金给诊断为近视的贫困儿童青少年提供全额资助的镜片和 30 美元的镜架代金券，学生可以在自家社区附近的眼镜店享受到配镜服务。2012 年 7 月，新加坡健康促进局升级眼镜代金券基金制度，在学校内设立流动眼镜店，使学生在校内就能方便快捷地享受配镜服务，同时，为了应对不断上升的镜架价格，新加坡健康促进局还将镜架代金券的金额从 30 美元提高到 50 美元。截至 2017 年，已资助超过 37000 名贫困学生佩戴了眼镜。WHO 已将眼镜列为医疗器械，这将有助于各国政府资助人们负担得起的眼镜。

（五）降低科普门槛，防控原则要易于传播

简洁易懂的宣传语对于健康行动的倡导具有至关重要的作用。类似前述提到的，英国的"20—20—20""1—2—10"这样的原则口号，朗朗上口，便于流传，容易让学生、老师、家长记住，并及时提醒。目前属于我们国家的科学倡导口号，还未唱响，有必要开展此类专项研究，例如采用"20—20—2 原则"，即每近距离工作 20（近距离工作应在至少 30 厘米的距离进行）分钟后，凝视远处至少 20 秒，每天在户外待 2 小时等，可以提高对儿童青少年近视防控核心知识点的传播和使用。

（六）健康教育融入所有相关学科教学

从国际经验看，芬兰、法国、新加坡等国均将健康教育建立在多学科基础之上，并融入相关学科教学。如芬兰学校将健康、福祉和安全有关的内容从知识、技能、自我意识、批判性思维和伦理责任等不同维度以适合特定年龄的方式融入课程，在 1～4 年级融入环境和自然课；在 5～6 年级融入生物、地理、物理、化学等科目。法国中小学校要求将健康教育与体育运动、地理、科学、外语等课程融合。新加坡把近视预防和控制干预融入体育课和课外活动，将"户外活动时间"纳入学校教育课程，以鼓励学生多到户外活动保护眼健康。

下篇

挑战、对策与
发展

第六章

◆

问题与挑战

儿童青少年近视防控任重道远，我国在取得一定成效的同时也凸显出一些问题，特别是在新冠疫情的影响下，在宣传、教育、考核等几乎所有能想到的策略全面覆盖后，儿童青少年近视率降幅不明显，幼儿近视率增长快，高度近视率上升迅速等现象愈发突出，站在5年近视防控经验的历史节点和战略节点上，我们需要深入探讨，相关举措在政策定位、策略措施、理念意识等方面还存在哪些亟待完善之处。

一、近视防控目标有待完善

在《实施方案》中，近视防控的核心目标强调"降低近视率"，即聚焦防止新发近视的产生，其重点人群在于"未近视"的儿童青少年，然而，要达到提高我国儿童青少年视力健康水平，乃至身心健康水平的目标，还应将近视者、高度近视者纳入分类管理，并确立清晰的控制目标。

（一）目标中尚未纳入"控制近视进展"

近视可防可控，但不可逆。对于未发生近视的孩子重点在"防"，而已发生近视的孩子重点在"控"。一旦发生近视，如不加控制或控制不足，儿童青少年近视程度将持续进展，有可能由轻度发展为中度，甚至发展为高度近视。《实施方案》目标中尚未纳入"控制近视进展"，对"已近视"

群体的近视发展未提出控制目标和要求，容易导致政策在下沉和执行过程中，基层将全部注意力和有限的资源都集中在"未近视"者身上，继而忽视对"已近视"群体进行近视进展的管控。我国儿童青少年人口当中有一半以上罹患近视，从他们所处的生长阶段看来，近视程度势必会继续发展，如果缺乏外界科学有效的干预，将很可能发展为高度近视，高度近视引发近视黄斑病、视网膜脱离、青光眼和白内障等众多并发症，严重时导致失明。其后果不仅严重影响孩子个人的生活质量还会累及家庭和整个社会的劳动力人口质量，为国家造成巨大的人力资源、经济等方面的损失。

（二）目标中尚未纳入"控制近视未矫正率"和"控制矫正不足率"

在已发生近视的儿童青少年中"看不清族"数量庞大，这里的"看不清"主要指的是由于近视未矫正或矫正不足而造成的视物模糊。国内某省会城市一项调研显示，在被调查的 8309 名小学生中有 843 名学生戴镜，其中原镜矫正不足者达 32.6%，严重影响学习生活和人身安全。由于我国家长目前还存在较大的认识误区，对近视的危害认识不足，导致很多该配镜的未配镜、不该配镜的配了镜，配了镜的不定期检测视力，戴"过期眼镜"的学生大有人在。

未矫正的屈光不正是世界上最广泛存在却未被重视的健康问题，影响着世界三分之一的人口，其中 90% 居住在发展中国家，并且这一数字还在不断攀升。未矫正的近视问题造成巨大的直接和间接成本。据 2015 年的一项研究估算，由此而导致的全球生产力损失高达 2500 亿美元，并且这个数字仍可能存在较大低估。据 2018 年统计，在未矫正屈光不正人口数量排名前十的国家中，中国位列第二。东亚是全球范围内在经济活动中因缺乏适当视力光学矫正而承担最大生产力损失的地区。中国作为东亚第一大经济体、世界第二大经济体，有理由推断，中国正承担着由此引发的全球最大的经济负担。如不将控制儿童青少年的近视未矫正和矫正不足问题纳入近视防控目标管理，我国未来仍将蒙受由此带来的巨大负担。

（三）警惕"指挥棒效应"产生一种倾向掩盖另一种倾向的可能

目前如火如荼的近视防控行动要警惕一种倾向掩盖另一种倾向的可能。调研中发现，有些地方以《实施方案》为导向，重"未发生"轻"已发生"倾向明显，将精力和资源全部集中在完成政府要求的"降低近视率"上，即减少新发近视人口，而对那些已发生近视的孩子则无暇管理，这些被忽视的孩子近视度数很可能继续增加，发展为高度近视。如"控制近视进展""控制近视未矫正率"和"控制矫正不足率"不被纳入近视防控目标，那么，"指挥棒"的威力将持续发酵，近视孩子在入学、升学、评优当中将可能被变相歧视。这并非杞人忧天，近视防控政策涉及面广、社会关注度高、实施难度大、专业性较强，各地对政策解读存在理解模糊、断章取义、误读等不能准确把握政策要义和尺度的问题，落地过程中容易走极端，将国家给地方政府的考核压力转嫁到学生个人身上。已有地方将裸眼视力与升学挂钩，不仅缺乏科学依据，还有失公平。尽管从推动近视防控政策的出发点具有正向推动作用，但对于先于该政策出台时已发生近视的孩子来说则是早已"输在了起跑线"。综上，近视防控要抓源头，同时也要正视我国业已存在的庞大的儿童青少年近视群体，要为全体儿童青少年的生活质量、教育和医疗卫生服务等资源谋求平等和福祉。

二、近视筛查标准有待细化

现行儿童青少年近视筛查依据是由国家卫生健康委员会于 2019 年 9 月印发的《儿童青少年近视防控适宜技术指南》。其中规定了近视的筛查标准，但对于近视高危人群和假性近视人群等缺乏定性定量的标准，可能存在假阳性、假阴性的误判，而对这一部分孩子视力的及时挽救是我们降低近视率的重要策略之一。

（一）筛查项目不全面，不精准

儿童青少年近视的成因复杂，目前近视筛查项目主要集中在远视力检查、非睫状肌麻痹状态下电脑验光（俗称电脑验光）或串镜检查等快速、简易的方法，而屈光检查、眼生理检查因受设备、操作人员专业性、受试者安全性等因素的影响，很多学校要么不开展，要么即使开展但限于条件也不精准，且缺乏对眼底病变的早期筛查，不能全面评估孩子的视力状况、潜在问题和未来的发展趋势。

由于近视防控主体责任在学校，脱离专业医生、专业机构持续的技术支持和指导，学校老师无法有针对性地运用有效的手段对孩子进行精准干预。教育与卫生健康系统的协同机制、公益性转介机制还有待进一步协调。

（二）筛查标准未划分近视高危人群和假性近视人群

近视高危人群和假性近视人群是决定"近视率下降"的"限速"因素。在儿童青少年群体中"未发生"和"已发生"近视的两极中，并非截然分界，在二者之间还存在着两个"边缘"群体。一是潜伏在"未发生"近视群体中的近视高危人群，即裸眼视力 =5.0，但屈光度检查显示已近视；二是假性近视人群，通过及时对症训练和治疗可恢复为正视者，即裸眼视力 < 5.0 且非睫状肌麻痹下电脑验光等效球镜度数 < −0.50D 被归为"已发生"近视群体，但经散瞳验光检查眼睛屈光状态是 0 或者是正值的群体。上述两类群体如不仔细甄别、科学研判，并采取精准干预，未来将很有可能发展为真正的近视者。

尽管国家卫生健康委员会等三部委联合印发的《关于开展 2018 年儿童青少年近视调查工作的通知》中附有"近视筛查标准"，但该标准更适用于视力发育业已成熟的成年人，对于正在成长中的儿童青少年并不完全适用。在国家卫生健康委员会 2019 年 10 月印发的《儿童青少年近视防控适宜技术指南》中虽对筛查流程和人群划分进行了一定的规定，但仍未对高危人群、假性近视群体等学校近视防控关键群体设立相应定性和定量标准，难以指导学校识别重点人群，开展针对性的干预。

我们认为，对这两类人群的科学甄别和有效干预是降低我国儿童青少年近视率的重要策略之一。近视防控技术指南亟待完善对近视高危人群和假性近视人群定性定量的筛查标准。

（三）筛查量虽大但数据质量难保证

教育部、国家卫生健康委员会印发的相关通知和技术指南中均指出，视力筛查频率每学年应不少于 2 次。根据调研数据显示，达到或超过要求的筛查频次的学校仅占 61%，其余 39% 的学校筛查频率少于一年两次。根据我国 2020 年在校人数统计，义务教育阶段人数为 1.56 亿人、普通高中人数为 4163.0 万人、学前教育在园幼儿 4818.26 万人（只检测 6 岁儿童，粗略按 1/3 在园儿童计）。据此估算，2020 年达到两次及以上的筛查量的仅有 2.6 亿人次，与现有在校生人数相比仍存在较大缺口。短期内，随着在校生人数的增多，近视筛查工作将更为繁重。

由于缺少配套的基本工作经费，一些地方连每学期一次的视力监测都难以完成，依靠不同的医疗或专业机构入校监测，其人员、设备、标准、管理难统一，监测所获得的数据质量难保证，有的地区将监测数据用于治疗，对学校和家长造成一定干扰。未来随着筛查总量的提升，筛查所需的人员、设备、技术培训等经费保障问题将愈加凸显。

三、不同人群有待分类施策

《实施方案》中对学校、家庭、学生、政府、医疗机构五方责任提出了具体要求，但就不同人群如何进行分类管理还需进一步为学校提出具体指导。

（一）男女生发展存在差异

全球多项研究表明，与近视发展更快的相关因素是性别，7～12 岁的女孩比同龄男孩近视发展更快（女孩近视的起始时间更早），且基线近视率更高，女生近视的预估年进展明显快于男生。该证据主要来自德国（该研究发现，从 8～9 岁开始，女孩比男孩更易患近视①）、印度②、中国③以及对北美④儿童的纵向研究中所观察到的。中国的一项研究表明，青春期可能是女生近视的独立危险因素，但不是男生近视的独立危险因素。原因可能是通常女生近距离工作的时间稍微多一些，或者在户外的时间稍少一些。此外，由于生长突增和近视发展都与青春期有关，为男生和女生设定不同的、以青春期为依据的重点防控年龄范围可能是一条重要的近视防控策略。

（二）近视年龄存在敏感期

年龄是决定近视平均进展率和快速进展者比例的最重要的因素。近视发展的最强独立危险因素是"在较低年龄段"。研究表明，7～9 岁的近视患者进展更快，眼轴延长也更快，7 岁以下和 9 岁以上的儿童进展更慢⑤。有研究发现，近视趋于稳定的平均年龄为 15.61 岁，稳定时近视的平均度数为 –4.87 屈光度。每延迟稳定一年，近视度数就会增加 0.27D⑥。

① Schuster A.K., Krause L., Kuchenbäcker C., et al. Prevalence and time trends in myopia among children and adolescents—results of the German KiGGS study. Dtsch Arztebl Int 2020, 117: 855–860.

② T. Y. Wong, A. Ferreira, R. Hughes, et al. Epidemiology and disease burden of pathologic myopia and myopic choroidal neovascularization: an evidence–based systematic review Am J Ophthalmol, 157 (9) (2014).

③ M. C. Lim, G. Gazzard, E. L. Sim, et al. Direct costs of myopia in Singapore Eye (Lond), 23 (2009), pp. 1086–1089.

④ C. S. Lam, C. H. Lam, S. C. Cheng, et al. Chan.Prevalence of myopia among Hong Kong Chinese schoolchildren: changes over two decades. Ophthalmic Physiol Opt, 32 (2012), pp. 17–24.

⑤ Smirnova I., Prediger V., and Potykova J.U. Epidemiology of disorders of refraction, accommodation and convergence, at schoolchildren of Siberia. Mod Optom 2017, 102: 19–28.

⑥ COMET Group. Myopia stabilization and associated factors among participants in the Correction of Myopia Evaluation Trial (COMET). Invest Ophthalmol Vis Sci. 2013 Dec 3,54(13):7871–7884.

因此，对于近视防控最好的策略是应在发生近视之前就做好预防措施，并且在其高速进展期加强防控手段，通过在此年龄段增加户外活动、减轻学习压力、增强体育锻炼、保证睡眠时间等方式，合力保障儿童青少年平缓度过"高速进展期"。

（三）幼儿期是近视防控关键环节

一方面，幼儿期是健康行为的初步建立和养成期，也是早期近视防控的关键期，小学低年级近视的发生大都可追溯至幼儿期。2021年的调查显示，我国6岁儿童的近视率为13.5%，有的省份高达23.7%，说明我国有相当一部分的幼儿用眼习惯、生活方式中明显存在不利于视力健康的因素。

另一方面，我国儿童青少年总体近视率在这5年中始终保持在50%～55%，未来一段时间还可能长期处于这一区间，产生这一现象的最大原因在于"幼儿"关口失守。如长期处于这一区间，后续儿童青少年高度近视率将出现大幅增长。

过早接触电子产品是低龄儿童近视的重要原因之一，多国制定了幼儿期不能过早接触电子产品的规定。我国教育部也于2021年5月新冠疫情期间发布了《学前、小学、中学等不同学段近视防控指引》，其中指出要保证幼儿每日户外活动时间两小时以上；建议0～3个月婴儿禁用手机、电脑视频类电子产品，3～6岁幼儿也应尽量避免接触和使用；避免过早施加学习压力，主动远离幼儿园小学化倾向；及时为幼儿建立屈光发育档案，3岁后每3～6个月定期监测视力和屈光发育情况，发现异常应及时提出就诊等建议。

上述指引虽在一定程度上为幼儿保育保教提供了建议，但由于幼儿近视防控未纳入目标管理，强制力度不够，家长和幼儿园的教师大多对眼健康知识不足、护眼意识不强、对近视早期防控往往不够重视，比起"视力健康"，更在意孩子能否"赢在起跑线"，最终还是会付出孩子健康的代价。

因此，在近视防控"关口前移"的共识下，"近视率降低"的工作重心应放在幼儿期及小学低年级，制定相关政策、纳入目标管理、采取强有力的措施，保证家庭和幼儿园都能遵照正确的护眼行为来引导和教育幼儿，以此保证近视的低发、缓发、晚发，甚至不发，为后续年龄段的近视防控打下良好的基础预留充足的空间。

四、近视防控配套保障有待完善

儿童青少年近视防控已上升为国家战略，但许多地方的配套支持政策明显不足。近视防控措施落地缺乏法律层面保障，近视防控未纳入政府财政规划，或仅停留在政策引导宣传层面，政府配套的健康管理公共服务项目不足，防控主要依赖医疗机构，仍停留在"查病治病"的被动应对，无法实现社会层面（主要是家长）参与近视防控。

（一）近视防控未纳入政府财政规划

在调研的许多省份中，部分政策的落实还停留在"口号落实"，缺少真正支持落地的保障。主要表现在近视防控经费并未纳入政府财政规划，缺乏明确的专项经费，地方近视防控经费存在"突击性""一次性"等问题，导致国家规定的定期筛查监测、教室灯光照明改造、桌椅更换等规定动作往往难以为继。许多地方教育行政部门、学校需要从其他经费结余中筹措，或通过与第三方机构采取"利益交换（第三方机构为学生免费监测视力，但同时也掌握了学生私人信息，可以联系到学生家长，达到宣传和销售产品的目的）"的方式才能勉强完成包括每年2次的视力监测、人员培训、相关活动等在内的任务。

财政支持还存在不平衡现象，经济发展较好的地区或城市基础设施较为完善，并且标准课桌椅和采光照明都能及时、全面改造，而农村地区学校的基础设施陈旧、落后，标准课桌椅和采光照明设备配备只能"分批次""找经费""找机会"改善。除了硬件上的落差，视力监测、人员培训、相关活动等方面的经费也存在相当大的差距。

（二）公共卫生服务项目不足

我国自 2019 年 1 月 1 日起，根据《国务院办公厅关于印发医疗卫生领域中央与地方财政事权和支出责任划分改革方案的通知》中的要求，基本公共卫生服务在开展儿童健康管理过程中首次纳入 0～6 岁儿童眼保健和视力检查工作。但 7～18 岁儿童青少年的视觉健康尚未被纳入基本公共卫生服务项目，对该群体近视的健康素养知晓率、近视矫正率、患者管理率、管理水平都无从抓起，导致由此而产生的相关视力障碍的负担持续加重。尽管该年龄段人群在全年龄段中处于健康状况最为良好的时期，但仍大量存在近视、肥胖、心理等健康问题，需要介入专业的公共卫生管理和干预，而这些恰是学校无法提供的专业服务。

根据《实施方案》的规定，儿童青少年的近视防控主要阵地在学校，学校应实施日常管理职责，但近视防控又涉及极为精专的医疗服务专业环节，学校是以教育教学为主的主体，缺乏近视防控专业技术力量，而卫生系统又不承担此类公共卫生服务项目，鉴于上述矛盾和掣肘，在实际近视防控工作中涉及医疗专业的问题，学校、卫生系统双方均难以实施有效的措施。

学生近视的发生与发展有赖于社会形成良好的视觉健康文化体系和健康生态。目前，社会上仍普遍存在"重治轻防"的理念和错误的认知，一些商业机构更把近视防控工作当成商机，把学校当作市场资源，重筛查和已近视人群转诊，工作重心仍放在已近视人群，并未从源头和本质上去解决问题。"重治轻防"只会越治越忙、越治越多，如果不从根本上解决"短视"问题，就无法真正解决近视问题。如家长自掏腰包带孩子去医疗机构，那么大多数医疗机构仍停留在"查病治病"层次，缺乏近视预防的系统服务。面对社会层面涌现的大量需求，我国公共卫生健康管理项目应及时调整和应对，提升全生命周期管理和预防性健康管理能力。

（三）视力健康管理服务体系尚未建立

视力健康管理服务体系化的缺失，对于近视防控工作的开展来说容易造成工作的碎片化，无法形成系统管理并实施精准干预。目前我国尚未建立学生健康管理服务体系，具体表现在：一是近视防控没有队伍，难以完成日常管理工作，无法形成常态化工作机制，缺少防控人员宣教、监测专业培训和监测管理设备器具，无法推进学校学生近视防控自主常态化管理，无法有效全面发挥学校作为近视防控主阵地的作用；二是信息化大数据管理平台不健全，难以提供高效的监测预警服务，无法实现学生视力健康建档全覆盖；三是对于不同视力健康水平的学生没有科学规范的连续性监管和针对性的干预措施，学生近视得不到有效控制。

对于要达成儿童青少年全口径健康项目监测常态化管理来说，建立儿童青少年全生命周期贯通的健康管理服务体系势在必行。

五、跨部门协作有待加强

（一）近视防控主体众多，防控步调难以协调

我国儿童青少年近视防控体系的建设与顺利运转需要政府部门、学校、家庭、医疗机构等多方共同协作，目前儿童青少年近视率仍存在居高不下的现状，一定程度上体现出各方主体在体系协调中仍需要磨合。在成绩至上的观念下，学校和家庭分别从校内外两端给予了儿童青少年繁重的学习压力，这同时也压缩了他们的户外运动时间，且各方对于视觉健康知识的宣传教育工作不够完善，导致儿童青少年及其家长对于视觉健康问题的认知存在缺失或误解，一旦发现问题，情况往往已经不可逆。目前我国专业视光、验光机构及相应的专业人才仍存在较大缺口，市场逐利，面对需求井喷但又缺少专业技术人员，势必造成一些非专业人员进入需要专业技能的岗位，从而扰乱正常的服务秩序和水平。

（二）跨部门协作不够，还未形成良性贯通

儿童青少年近视防控尽管是一项全社会的综合性系统工程，但目前仍

存在部门之间联动衔接机制不完善导致政策执行成本增加及偏离目标的情况，存在部分地方政府和学校重视程度不够、分层推进落实效果不佳、宣传教育有待精准落细落小、科学精准防控不到位等问题。针对日益严峻的近视威胁，既要在政策上作出积极调整，加大推进《实施方案》的力度；也要完善工作协同机制，各级政府部门担起担子，增强合作；更要动员起由家庭、学校、儿童青少年、医疗卫生机构、企业等形成的社会力量，共同守护孩子的视力健康。

（三）贫困学生兜底保障尚未落实

在我国一些地方，儿童青少年近视后还有因为贫困而无法佩戴光学矫正眼镜的情况。在我国，眼镜作为"商品"而非"医疗器械"是由市场监督管理部门进行监管的。因其为商品属性，配置眼镜的成本往往较高，特别是在农村地区儿童和进城务工人员子女群体中仅有20%的儿童能在需要时购买眼镜。儿童青少年视力健康的相关保险服务尚未被纳入社保系统，这意味着儿童青少年涉及视力保健相关支出需要家庭全额负担。定期进行视力检查、矫正治疗、验光配镜等费用叠加，对一个家庭来说也是一笔不菲的支出。因此，亟须拿出综合解决方案，提升视力健康服务的基础性、公平性和可及性，保障贫困儿童视力健康。

（四）近视防控市场乱象丛生

我国庞大的儿童青少年近视群体催生出了旺盛的视力矫正需求。市场上不断涌现出针灸、特效眼镜、护眼仪器等矫正方法与产品，其中有些确实可以起到缓解眼部疲劳的作用。但在众多权威医学专家明确表示近视无法完全治愈的前提下，一些产品仍使用"度数修复""近视克星"等表述进行虚假宣传，漫天要价；某些机构甚至在不具备医疗资质与专业医生及验光人员的情况下，未经过个性化的精准验配便随意售卖角膜塑形镜，这可能使孩子的病情加重，或导致角膜上皮脱落，甚至引发严重的角膜感染等问题，造成不可逆的损伤。

市场的规范，不仅依赖于强化行业自律和监管部门检查，更重要的是加强科普宣教、凝聚工作合力，调动整个社会相关资源，如媒体、妇联、共青团、公益组织等，营造全社会共同关注近视防控的良好氛围，提升整个社会对视力健康的认知水平，特别是为人父母者要清楚必要的常识，能够不为虚假信息所惑。

六、科研服务决策有待提升

（一）科研机构参与不够

近视是一个实践问题，但首先是一个科学问题。国外的近视防控经验已经给了我们良好的借鉴，那就是要充分引导和依靠科研机构、科研团队的力量攻坚克难。近视问题的发展也有其全球背景、社会背景、教育和人文因素，全国综合防控儿童青少年近视联席会议机制目前已纳入中国科学院，部分医科院校也开展了相关研究，但教育、社科、人文方向的科研积极性还未被充分调动起来，多学科、跨学科联合科研的氛围还未形成。

（二）科研方向缺乏规划引导

在近视防控道路上，我国目前还存在许多亟待解决的问题，比如前述的儿童青少年近视筛查标准、干预指导方案；3～18岁儿童青少年视力和远视屈光储备正常参考值标准；不同的体育运动项目都有预防近视的效果；近视干预手段及其对人类视觉健康发展的近、中、远期效果；电子屏幕护眼亮度标准或电子屏亮度的健康使用范围标准；学校信息通信技术环境的构建和运行规范，特别是学校电子黑板的使用规范；视觉健康数据对人类视觉健康走向的预测与预警；增加户外活动与学习成绩协同提升策略；人工智能领域近视防控技术以及应用转化等。

对于近视防控的急难愁盼问题，需要发挥政策的"指挥棒"作用，通过政策对科研单位、企业加以引导，促进相关问题的优化和解决，再通过科研成果支持形成决策，形成科研服务决策的良性循环。

（三）科研证据服务政策制定不充分

科学决策来源于科学的实证研究。现有科研证据表明"每天户外活动 2 ~ 3 小时可以起到保护视力的作用"，我国现行推广的"户外活动 1 小时"明显达不到"剂量—效应"效果，新加坡等地是通过将户外活动 2 小时作为一项基本的教育政策在学校推广实施，才得以实现近视率的有效降低。因此，建议以科学证据为依据来制定相关政策要求，应将原有的"保证儿童青少年户外活动 1 小时"提高到"保证儿童青少年户外活动 2 小时"。此外，尽管我国已将"保证儿童青少年户外活动 1 小时""关口前移"等作为一项教育要求在全国铺开，但基层并未 100% 落实。问题还在于"要求""建议"不具有强制性，基层可做可不做。如能将"户外活动时间"明确纳入幼儿、义务教育阶段课程，课后服务项目，班主任绩效考核，学生实践活动和综合素质评价等，实施效果会有很大改观。

七、家庭近视防控宣教有待深入

（一）减负政策难以落地

很多学校和家长受升学压力和应试教育观念的影响，仍然存在重智育，轻体育、轻健康的思想观念。有的甚至宁愿牺牲孩子的健康，来交换学习成绩。尽管减负政策已施行 3 年，但"明减暗增""学校减负、家里增负"的现象时有发生。实际上，只要传统的学业评价标准没有改变，在升学、就业这种触及学生和家长核心利益的决策上，他们宁愿全力以赴解决短期问题，更甚于用长期的眼光看待何为"成才"。

（二）学生沉迷电子产品等不良行为

随着互联网和家用智能设备的普及，教育信息化程度不断加深，电子产品的使用随之增加，不科学、不合理、不健康的用眼习惯和行为方式成为影响儿童青少年健康成长的重要因素之一。教育部于 2021 年初印发《关于加强中小学生手机管理工作的通知》，明确提出手机"有限带入校园，严禁带入课堂"的要求。然而，在学校是把手机管住了，但学生放学以后谁来管、能不能管好，也是一个重要课题。学生往往因为家长自身沉迷电子产品的不良行为示范或幼儿期就由"电子保姆"代管，从小沉迷电子产品。习惯一旦养成，会对电子产品的使用产生依赖，影响其正常的学习和活动，积累到一定程度就会危害其视力健康、脊柱健康和心理健康。

（三）家长科普渠道不畅

家长作为儿童青少年健康的第一责任人至关重要。尽管相关部门和机构采用了多种形式开展科普宣传，但大部分家长仍然对近视的防控意识薄弱、重治轻防意识根深蒂固、监管监控学生视力健康行为不到位。典型的认知有"近视不是病""孩子近视了，长大后做个手术就没事儿了"，相反的，还有的家长过度关注，容易"病急乱投医"，轻信没有科学依据的民间偏方；不了解近视发生的机制和损害的不可逆性，错过最佳干预、治疗的时机。由于视力健康相关知识的认知途径多样，且尚未形成一个权威、完整、系统的育儿体系，也缺乏直通家长的渠道开展针对性的教育。

第七章

◆

对策与建议

如前所述，我国已经建立了由教育部牵头，国家卫生健康委员会等十五部门组成的联席会议机制合力推进儿童青少年近视防控工作，经过 5 年的努力，全国上下思想理念高度统一，整体规划基本达成，初步成效业已显现。为了巩固来之不易的果实，为了在下一阶段中持续进步，站在 5 年的历史节点上，我们针对目前尚待完善的问题提出了相应的对策和建议。

一、改革创新，推进教育体系根本性变革

（一）推进教育体系根本性变革势在必行

现代教育使得学生的学习压力越来越大，其始于儿童早期的竞争和剥夺儿童户外活动时间的方式（特别是在低年龄儿童中）与近视的发生发展密切相关。这些问题都正在通过行政手段进行修正。例如，我国将防控近视确定为国家战略，并作为学校的一项基本责任开始管理学生的视力健康；出台"五项管理""双减"政策，进一步减轻学生学习负担；要求"户外活动每日 1 小时"，保证学生基本的户外活动时间。然而，由于担心学习成绩受到影响，这些制度经常遭到家长、教师的忽视，由此更加加剧了普通人认知当中的"减负"与"成绩"之间既有的矛盾。

事实上，防控近视与学习并非针尖对麦芒，之所以产生剧烈矛盾的原因可能是叠加了除近视之外的问题，例如，学生心理健康、体质健康、肥胖、脊柱侧弯等学生各方面身心机能下降的态势，整个社会对于培养出更具创造力的下一代的急切期望等，便凸显出了防控近视与学习之间的矛盾。

学校防控近视的当务之急是增加学生在校的户外活动时间（户外活动不等同于体育活动，但二者可以结合为"户外体育活动"）。这是已经证明了的可以在一至三年内减少 25% ～ 50% 的近视发生率的方法。如果这些学生能够至少保持在小学阶段不近视，那这将对近视和高度近视的患病率以及近视病变的风险产生重大影响。我国官方目前倡导"1 小时户外活动"，也有的地方或学校提出户外活动"校内 1 小时（包括课间 10 分钟）+ 校外 1 小时"，也有提出"1 小时户外活动 + 1 小时体育锻炼"，等等。在我国现行的教育制度下，儿童青少年户外活动时间难以保证，并且不易监管，成效难以评估。只有保证儿童青少年每天在校内户外活动 2 小时，才有可能真正落实"户外活动 2 小时"的目标（由于校外开展的户外活动往往难以保证，并且不易监管，成效难以评估）。这项政策的重点是确保孩子们在学校课间休息时走出教室；引导学校对课程进行变革，尝试户外与课程相结合的教育，增加孩子们在户外的时间；亲近自然、亲近绿色、回归自然的怀抱。因此，我们建议将原本的"20—20—20 原则"升级为"20—20—2 原则"，即每近距离工作 20 分钟（近距离工作应在至少 30 厘米的距离进行）后，凝视远处至少 20 秒，每天在户外活动 2 小时，以便面向学校、家长、学生强调户外活动 2 小时的重要性。

如果相关教育政策能够得到充分实施，并从学业考核的方式上变革为更加指向学生身心健康的标准，那么教育的作用不仅不会对学生身心健康施压，还很可能对近视及其他相关健康问题的流行发挥巨大的控制作用。因此，如果仅对教育的细枝末节修修补补，恐怕我国儿童青少年近视流行情况不可能发生逆转。而要从根本上改革教育评价、教育选拔机制，使之既符合学生身心健康的发展，又兼顾国家发展对高精尖人才的需求，包括对各个相关环节的协调和平衡，就需要对整个教育体系发起变革，对教育政策制定者来说，这将是一个巨大的挑战。

（二）一减一增优化防近手段

为近视防控营造良好的环境，课业负担要减下去，但健康教育要加上来，是以概括为"一减一增"。"一减"指的是减轻学生课业负担，目的是为学生提供更长的户外活动时间、睡眠时间和更放松的心态，以保证学生对学习的热情和兴趣。在有限的在校时长内，学校提供更长的户外活动时间、课间休息时间，必然需要缩短课业时间。更长的户外活动时间同时拥有更好的学习成绩看似是伪命题，但有多地已开展了积极探索，并收获了良好的效果。例如教师提高作业设计质量，减少机械性重复练习，只让学生练易错、常错题的个体化作业布置方式，让学生在轻松驾驭作业量、精准练习薄弱环节的同时保证睡眠时长。有学校设计课程安排时首先保证每周4节体育课，测算学生每天在学校能够达成2小时的户外活动时间，才安排其他课程。

"一增"指的是将健康教育融入所有课程，在所有相关课程中增加与护眼知识和行为的结合。特别是探索融合课程，能够将学科教学与学生护眼行为有机结合。有学校利用自身地理环境的自然条件优势，将体育课和地理课结合，即使在紧张的高中学习中也丝毫不压缩户外活动时间。有的学校把不依赖多媒体的课程搬到操场上，保证同学们尽可能多的户外时间。

（三）提升学校近视防控管理水平

评价一所学校近视防控管理工作是否到位，主要看"五个能不能"，即：课业负担能不能降下来；电子产品能不能管起来；户外活动能不能动起来；学生用眼意识能不能树起来；学校和家长的联动机制能不能建起来。要实现这"五个能不能"，主要看以下工作机制建立得是否完善。

一是建立一体化防控机制，调动校长、教师（通常是班主任和校医）、学生三方力量，形成各自清晰的责任清单，制订详细的工作计划，定期开展健康教育，与家长保持密切交流和反馈，调动家长的积极性和责任感，形成家校一体的近视防控工作闭环。

二是承担好普遍防控与重点防控的责任。学校作为近视防控的主阵地，要大力开展普遍性的健康教育，扭转错误观念，营造良好氛围和支持性环境，提升所有学生的健康责任意识，激发学生的内生动力，为个人健康和未来发展认真学习科学用眼知识，养成良好的用眼习惯。同时，还要重点关注近视高危人群和假性近视人群，开展重点防控，定期随访，给予精准干预和教育，防止假性近视转变为真性近视。

三是组建眼视光专业技术服务团队，保证学生视力健康工作顺利推进。充分调动专业技术服务机构资源，如各地视防中心、医院、疾控、中小学卫生保健所、社会公益机构等，为学生提供建档、监测、干预和宣教服务。如缺乏上述资源，学校应着手培训自己的校医、教师学习相关知识和视力筛查技能，以保证学生的视力健康工作顺利推动并能负责具体实施。例如，重庆南岸区内各学校均选拔 1～2 名教师参加培训并获得中级验光师资质，承担学校的视力监测、视力档案管理等近视防控的相关工作。

二、转变观念，由近视防控转向视力健康管理

（一）树立视力健康管理的理念

在近视防控新阶段，应因时因势调整重心，加大政策推动力度，变被动的近视防控为主动的视力健康管理。视力健康管理是以人的视力健康需求为导向，变被动地"查病—治病"为主动的健康维护和健康促进行动，通过对个体和群体的视力健康状况以及各种危险因素进行全面监测、分析、评估和预警，提供有针对性的视力健康咨询和指导服务，并制定相应的健康管理方案和措施，协调个人、组织和社会的行为，针对各种危险因素进行系统干预和管理的全过程。

具体而言，是将控制近视发展、重点防控的关口前移至幼儿园、降低高度近视发生率、加快智慧化管理应用、提高个人健康意识和水平等方面，作为政策制定的加强点、着力点，通过强化健康信息采集、健康教育、健康监测、健康评估、个性化健康管理、健康干预等手段，积极推进将全周期、全方位、全过程、连续的、长期的、循环往复、贯彻始终的视力健康管理服务纳入国家基本公共卫生健康政策覆盖范围。

（二）将近视防控纳入政府发展规划

加强顶层设计，明确政策和专项经费支持，强化考评问责，结合地区实际，细化目标任务，完善考核体系，把近视防控纳入党政领导班子和领导干部绩效考核范围。

规范和加强近视防控政策解读。政策制定时要同步做好政策的解读工作。各地区各部门要发挥政策制定者、熟悉相关领域的专家学者和新闻媒体的作用，深入浅出地解析政策背景、目标和要点，提高政策解读的科学性、权威性、准确性，帮助各地方各学校正确把握政策精神，制定具体政策时充分考虑科学性和可行性，避免因错误解读引发错误的行动。

降低学生眼镜验配成本。政府引导基本医疗保险、商业健康保险根据实际需求，覆盖儿童青少年视力健康，或以发放代金券等形式，降低学生，特别是经济困难学生的视力检查、治疗矫正、眼镜验配等成本，让需要的学生可以更容易获得帮助，体现社会对弱势群体的关爱。制定针对贫困、留守、山区儿童的视力健康兜底保障政策，提高他们的自我保健意识，降低其进行视力矫正的成本，精准扶持贫困学生的视力健康。

（三）建立基本公共服务项目保障

各级政府应立足基本国情，充分发挥基本公共服务兜底作用，把近视防控中的健康教育、监测预警、综合干预、动态管理纳入其中，制定相应的服务指导标准。通过人人参与、人人共享，有效促进视力健康管理生态的形成。

社会层面推广全过程视力健康管理服务。在全社会树立"健康第一"的教育理念，针对儿童青少年眼生理发育特点和视力不良的影响因素，从源头控制，战略前移，实施全过程的视力健康管理。一是防控关口前移。即抓早抓小。从健康教育开始，定期进行健康监测、风险监控与影响因素监管，健全视力健康档案，重视日常科学用眼卫生习惯的养成，促进自主的视力健康行动；二是防控环节前移。从以疾病为中心，转向以健康为中心，从疾病预防、治疗前移至健康维护，从影响视力健康的危险因素开始，早监测、早发现、早控制。三是防控目标前移。以幼儿为重点对象，以降低儿童青少年整体近视率为抓手，实现"不近视、迟近视、缓近视、低近视"的防控目标。

学校层面要坚持学校近视防控服务的"公益性"这一核心，以健康教育为主要手段，采取多层次、全方位的管理方式，运用智能监测与信息化智慧化的技术，建议建立国家儿童青少年视力健康管理服务平台，为全国中小学生提供科学统一规范的全过程、全方位的健康教育、监测、监控、监管等基本公益服务，推进智慧化视力健康管理学校的创建，解决学校专业人员不足、学生视力健康学校常态化管理难的问题。通过政府基本公益服务兜底，社会专项健康服务为补充，逐步推广视力健康保险强化保障，提升家长健康素养，促进家长及学生的自主健康行动，从根源上解决学生的近视问题。

三、完善目标，"增量""存量"两手抓

细分不同视力状况的儿童青少年群体，在强调降低近视率的同时，控制近视进展，控制近视未矫正率和矫正不足率，一体化推进，开展普遍预防与重点防控相结合的精准防控工作模式。

应充分认识近视发生的"窗口期"效应，将预防关口前移至幼儿，抓早、抓小、抓源头。以幼儿园为起点开始实施"普遍预防（3～18岁儿童）"与"重点防控（6～13岁儿童）"相结合的防近策略，开展爱眼护眼

健康教育和户外活动干预，重点抓护眼行为养成。研究显示，6～13岁不近视，就可能终身不近视。

（一）开展"普遍防控"，增量存量并重

开展"普遍防控"指的是在3～18岁阶段，包含已发生近视和未发生近视的人群，都应开展普适性和常规性的干预措施。其主要手段依靠精细编排的健康教育，细化儿童青少年各年龄段应知应会的科学用眼健康知识和调节眼疲劳的实操技能，保证每天户外活动2小时，使处在不同年龄或不同视力状况的学生掌握与自身状况相适应的健康教育模块内容，形成良好的用眼习惯和户外活动习惯，帮助孩子普遍知晓科学用眼常识，识别损害视力的行为，能够掌握一般的预防近视和控制近视发展的方法。

（二）开展"重点防控"，增量存量分类管理

开展"重点防控"指的是在由正视眼转变为近视眼的敏感期，即6～13岁，认真分析研判筛查数据，筛选近视高危人群、假性近视人群，开展动态监测、针对性干预、追踪检查，以确保孩子视力状况回归正常或及时转诊到临床医生进行进一步治疗干预措施。干预手段结合视力监测、视力发展预警、健康教育、课业减负、户外运动、医疗保健等多元化防近手段，保护孩子能够不近视、晚近视、缓近视、低近视。

四、科研支撑，有组织科研的系列谋划

（一）成立专门机构

建立专门机构指的是要有专门的组织和队伍对近视防控领域的科研项目进行统筹规划，包括制定研究方向、策划研究项目、筹措科研经费、政策保障支持、鉴定科研成果、成果应用转化等。在新成立机构的同时也要盘活现有高校及科研机构资源，倡导多学科参与，形成多学科、跨学科科

研创新协同，进行有组织科研的系列谋划，集中优势力量破解近视防控的瓶颈问题。

（二）抓住关键问题

近视防控各环节不仅涉及基础研究，也涉及实践应用，两方面都不可偏废，应平衡发展。科研项目的开展应以问题为导向，找准近视防控中最吃劲、最迫切、卡脖子、人民群众最关心的问题作为目标，结合目前最前沿的技术解决问题。例如，如何做到视力监测高效、快捷、精准和监测数据管理、反馈、考核、评估一体化就是我们目前难以做到但亟须解决的问题。在推进教育强国的建设进程中，要顺应国家数字化战略和世界潮流，将近视防控这一传统行业同数字化发展有机结合。要引入人工智能、大数据、5G 等新兴技术与学生视力健康管理服务深度融合，运用互联网＋思维，建立全国中小学生近视综合防控智慧化管理平台，开展人工智能在健康教育、视力筛查、眼病预防、诊断、随访和干预等场景的应用，形成学校、家庭、专业机构学生视力健康全过程跟踪管理系统，并能通过综合分析学生的学习、生活、运动情况等数据，对儿童青少年发生近视或高度近视的可能性及危险因素进行预测，以及基于上述分析开具预防和维护儿童青少年视觉健康的个体化处方。以便掌握全面信息，为政府相关部门、学校及家庭提供有效、精准、完整的儿童青少年视力健康信息，以扎实的数据基础提供决策服务依据。在未来也可以打通医教信息协同，帮助专业医生制定矫正方案，进行眼镜、角膜塑形镜等的精准验配；实现个人视力健康档案的持续监测记录，达到全生命周期的视力健康管理。

（三）利用最新研究成果

科研实证带来的变革可能是颠覆性的、挑战人们传统观念和日常习惯的。为避免在近视防控工作过程中走弯路，利用一切可能的手段科学防控近视，应密切关注前沿科学的发展，并根据实际情况适当利用这些最新的研究成果。例如，有研究表明学生在学习和阅读中惯用的"白底黑字"文本，会过度刺激视网膜关闭路径（retinal OFF pathways）[1]，相反，"黑底白字"则会过度刺激视网膜开启路径（retinal ON pathways）。也就是说，当学生阅读白色背景上的黑色文本时，脉络膜在 1 小时内会变薄，但当他们阅读黑色背景上的白色文本时，脉络膜则会变厚。既往研究表明，较薄的脉络膜与近视发展有关，而较厚的脉络膜则与近视抑制有关[2]。因此，鉴于"黑底白字"的阅读模式可能抑制近视，而"白底黑字"会刺激近视发生发展这一科研实证，为了预防和控制近视的发生发展，可在进一步研究和验证其有效性的基础上，考虑在校内和家庭倡导改变原有"白底黑字"这一阅读规制和习惯。

五、一体推进，学生健康全面提升

（一）近视不应就"视"论"视"，学生健康需整体提升

受传统文化观念和考试评价政策的影响，与文化学习相比，人们对学生体质健康的关注始终处于较低地位。随着我国经济的发展，社会生活方式逐步调整，儿童青少年成长的环境发生了急剧变化。长期以来，学生身体活动时间大幅减少，静坐时间，尤其是屏幕使用时间明显增多。由此导致学生身心健康出现一系列共病问题，学生近视、体能下降、超重肥胖、脊柱弯曲异常、心理健康问题凸显。2019 年，国务院发布的《健康中国行动（2019—2030 年）》中明确提出以近视防控作为全面促进学生体质健康的突破口，近视防控工作上升为国家战略。因此，近视防控改革的本质不是仅仅针对视力健康这一项，而是以视力健康为抓手，全面提升我国儿童青少年的健康水平。我们的学校要提高对这一问题的认识，在具体工作中不要就"视"论"视"，过度占用精力和资源，而是要把学生健康相关的体质健康、心理健康等一揽子纳入健康管理，平衡好学生身心健康与学

---

[1]　Aleman A.C., Wang M., Schaeffel F. Reading and myopia: contrast polarity matters. Sci Rep 2018, 8: 10840.

[2]　Summers J.A. The choroid as a sclera growth regulator. Exp Eye Res 2013, 114: 120–127.

业成绩之间的关系，才能真正防控好包含近视在内的学生健康问题。

（二）树立系统性思维，实施系统治理

以体质健康为抓手，一体化提升学生健康。进一步落实好《国家学生体质健康标准》测试制度、国家义务教育质量监测制度，以"问责"地方政府、教育管理部门和学校的机制为有利抓手，督促各地各校在学生体质健康管理工作中一方面建章立制，明确多层次、多类型主体的责任，规范和完善过程管理，通过制度实现具体工作与各主体之间的有效链接，推动管理措施和管理细节的落实；另一方面，根据实践发展的不断深入，推进标准化、制度化、规范化、模式化管理，对学生近视、体能、超重肥胖、姿态异常、心理健康实施一体化管理和综合评价，打破以"病"为主体各专项工作自成一体、各自为战的格局，纾解地方资源短缺又重复劳动的压力，提升管理效率和效果。

（三）确立全周期理念，形成全程闭环管理

提高儿童青少年体质健康，是一个多环节、长周期的艰巨任务，需动员家庭、学校、社会，明确各方责任，构建利益共同体，各司其职，协调一致。将相关工作内容拆解为若干阶段和环节，并在每一阶段设定标准，实现全流程管控，形成管理闭环。从全生命周期来看，将对体质健康的关口前移至幼儿阶段，纳入儿童青少年体质健康一体化管理，分学段抓好关键环节，例如强调在幼儿阶段倡导家长科学育儿；小学阶段建立良好的行为习惯，养成健康的生活方式；中学阶段主动运用知识和技能解决健康问题等。从全时空周期来看，在校用眼是校内环节，强调户外活动和养成科学用眼习惯；校外环节主要包括学生居家、放假等时段和场所，强调家长的行为示范和正确的育儿观和成绩观。从全流程周期看，以近视为例，近视筛查是发现问题环节，日常管理是解决问题环节，近视率考核是评价考核环节，预警、干预措施是改进提升环节，每一步都需要基础性的制度创新和方法创新来改善细节，努力实现体质健康的一体化。

六、完善生态圈，以家长教育为核心

（一）近视防控闭环以家长教育为重

在"师—生—家—校—社"协同防近生态系统中，家庭处于核心地位，然而目前我们深入家庭的防近手段还相当有限。在对学校的政策措施接近饱和的前提下，下一阶段的近视防控战略应当从教育孩子为核心转变为以教育家长为核心，关键在于做好家长教育，特别是低龄儿童的家长，让他们管理好学生的用眼行为。

对家长教育的内容主要包括：让家长意识到近视和高度近视的后果，以及如何预防和控制；扭转家长诸如"增加户外活动时间会影响学习""戴眼镜会影响孩子视力发展""近视可治愈"等错误观念，正确认识眼健康，正确认识健康与成才的关系。

目前来看，可采用的方法主要是通过学校与家长进行连接和沟通，主要包括建立家长学校、建立视力健康管理家委会、开展近视防控亲子活动等形式。然而，我们还应进一步调动社会资源、妇幼保健机构、妇儿权益机构、公共媒体等，加大社会面的教育科普和公益宣传力度，提升全人群关于视力健康的认识，督促家长落实视力健康管理的家庭责任，探索出真正能触及并影响家长的直接途径，才能有望形成真正的近视防控管理闭环。

（二）社区提供更多绿色环境和户外活动场所

鼓励社区为孩子们营造更多绿色空间，如公园、自然小径和安全游乐场所，便于孩子们在户外安全地玩耍、运动和学习；鼓励建设现代化的绿色园林学校、幼儿园，提高学校空地面积和绿化覆盖率标准，为学生营造更好的户外视觉环境；鼓励家长落实学生的课后户外活动1小时，并能在节假日带孩子开展户外亲子活动。

七、优化联动，提升近视防控跨部门合力

（一）完善协同机制，凝聚齐抓共管工作合力

近视防控各部门联动层面，应进一步加强统筹协调，完善联动机制，推动完善政府主导的政策引领机制、社会共建的责任共管机制、教育部门主导的工作责任机制、科学研究的专业指导机制、公益事业的服务机制，近视防控联席会议成员单位要主动担责、细化责任分工、突出问题导向，协调行动。同时，加强对各个工作参与部门的政策宣传，形成共识，以突破政策执行的理念瓶颈，增强执行力和执行效果。结合实际情况，搭建政府不同层级的协作平台，化解较低行政层级"小马拉大车"的协作困难。

构建以社区、学校为平台，依托专业力量，建成学生视力健康管理综合防控体系与基本公共服务网络：一是以教育部门作为责任主体负责组织管理；二是建立公益性专业技术服务机构，承担技术指导与服务；三是以社区、学校为阵地，设立学生健康管理站/室，落实零级预防与一级预防。在统一管理与公益性专业机构的指导下，面向0～18岁儿童青少年及家长，提供健康教育与监测、风险监控与监管基本公共服务，健全学生健康基本档案，运用智慧化管理进行实时提醒与全过程的监管；专业服务机构配合相关部门完成二级防控、三级防控，通过群体基本公共服务促进个体健康自主行动；临床医疗机构为有近视问题的人群提供科学规范的诊疗服务。通过该体系，可较好地整合各方资源，高质量、精细化地满足不同视力健康状况的服务需求，提供全过程的视力健康管理。

（二）创新管理机制，捋顺各方协作关系

在调研中发现，多地教育部门尽管重视近视防控工作，但因受到人员、设备、技术、场地、资金等限制而无法高效开展工作。与之相反的

是，一些地方勇于探索创新工作机制，突破既有工作格局，整合优势资源，联合开展相关工作，取得了较好成效。如重庆市南岸区政府每年安排专项经费200万元，委托重庆医科大学附属第二医院（公立）全面开展全区学生的近视筛查及相关教师培训、学校防控技术指导等工作；武汉市为解决近视防控工作的实施主体问题，在政府主导下成立市属非营利专业性的社会组织，在教育部门组织管理下，开展健康教育、监测、监控、监管等近视防控的技术指导与服务工作，破解了教育系统缺乏专业防近技术机构和人员的突出矛盾。这些好的经验做法，值得各地因地制宜，合理借鉴，举一反三，以化解目前存在的各种矛盾和问题，保证近视防控工作的顺利推进。

（三）细化技术指南，指导学校精准干预

树立两"防"意识，一是防止"增量"发生，二是防止"存量"进一步恶化。要实现上述目标，首先要完善细化学校视力筛查技术指南，细化人群分类、明确筛查标准、精准干预建议等，形成专家共识，解决基层学校读懂筛查数据，科学运用筛查结果，正确指导学生防控近视等问题。

第八章

◆

中国儿童青少年视力健康
发展趋势

　　当前，我国儿童青少年近视防控工作已进入了从"近视矫正为中心"向"近视预防为中心"的战略性转变、从"专项近视防控为主导"向"综合近视防控为主导"的政策性转变、从"生物医学—近视防控为重点"向"教育行为—近视防控引导"的模式化转变的关键时期。针对当前和未来一段时期我国儿童青少年近视问题的严峻形势，要进一步明确未来防近工作的理念和方向，健全综合防控体系，提供支持性的保障环境，才能真正实现以近视防控为突破口，全面提升我国儿童青少年健康水平的目标。

一、深化教体卫融合，一体化推进儿童青少年体质健康

　　增加儿童青少年户外活动时间是减少近视发生的一个重要且有效的举措。我国已向学校和家庭提出了明确"保证学生每日户外活动1小时"的要求，基于科研证据，我们还应提高学生户外活动的时间，增加至2～3小时才能确保良好的防控效果。要重视体育的育人功能，不少运动项目被证实了具有良好的防控近视的作用，进一步利用好体育课和体育锻炼这一学生健康最重要的载体。此外，还需要进一步探索课程设置和学校系统性改革的可能，减轻学生学习压力，从而增加更多的户外活动时间。并且需

要使用更为客观的测量技术对儿童青少年的活动模式进行进一步的监测和研究，以便更精确地定义户外活动时长及不同种类的户外活动对儿童青少年视力健康的保护性程度及其内在的机制。

二、建设学生健康管理服务大数据平台，实现智慧管理

构建学生体质健康智慧管理系统，推动学生体质健康信息化发展。现代信息技术的发展，已经为改善学生体质健康提供了各种可能。充分利用大数据、云计算、物联网等技术手段，实时、便捷获得人体的运动数据，基于人体各项数据采集、存储、挖掘、分析等构建智慧系统，形成个体电子健康档案，实现体质健康尤其是问题导向的自动识别、精确诊断，基于大数据自动生成综合健康干预处方。深度挖掘监测数据的实用价值，带动跨学科研究，推动数据转化为有效策略、管理标准等，补齐政策短板，形成科研服务决策的畅通路径。事实上，信息技术已经逐步成为提升学生健康的重要驱动力量，将为学生运动健身的有效性、安全性提供科学依据。

三、驱动"新基建"提高健康服务的可及性

通过智能设备、数字技术，让智能产品不断下沉、普及到基层与偏远地区，通过人工智能、大数据等技术，使视力监测智能化、设备操作简易化、获取报告便捷化，降低人工与时间成本，提高视力监测覆盖率，着力解决发展不平衡、不充分的问题。通过数字化技术赋能，加强基层学校和卫生医疗机构的近视防控服务能力建设，打通近视防控最后一公里，加强对学校校医和基层医务人员的培训，通过科技创新赋能，实现视力健康领域的培训、科普等模块的共享，提高视力健康管理服务专业机构或近视防控专业机构优质资源的可及性，确保基层得到专业的近视防控服务保障。

四、深度参与全球近视防控治理，引领国际话语权

如前所述，近视不仅是中国的难题，也是全世界面临的危机，我国凭借高度组织化的优势，在短时间内已取得了儿童青少年近视防控令人鼓舞的成绩，在习近平总书记"全球命运共同体"的理论指导下，我们还应积极参与全球近视防控治理当中去，在国际舞台上，从战略、理论、方法、原理、效果等方面持续输出我们中国的声音，不断巩固和提升成果质量和宣传推广水平，占领全球近视防控战略新高地，引领国际话语权。如果我们以"儿童青少年近视防控"为关键词，已经可以在国际期刊上检索到大量中国学者的临床实验文章，但是在政策、理论、社会科学领域还鲜有发现，下一步我们应增加在此方面的梳理和总结，为世界提供中国的探索经验。

儿童青少年近视综合防控工作是一项系统性工程，需要相关部门、家庭、社会长期不懈的共同努力，需要建立跨部门协同机制，形成合力，推动形成现代化的近视防控治理体系；需要进一步增加社会参与力度，进一步加大数据共享力度，进一步加强近视防控前沿技术和方法的科学研究和成果转化。我们要科学推进学生近视防控工作，对我国的近视增量和存量两头都要抓，二者不可偏废，且要真抓、抓紧、会抓、一抓到底。

综合防控儿童青少年近视既是重要职责，更是神圣使命。我们要深入学习贯彻落实习近平总书记关于防控近视工作的重要指示精神，提高政治站位，以完善政策制度为重点，以深化健康教育为龙头，以保障安全健康为底线，打好综合防控儿童青少年近视攻坚战，以实实在在的工作成效共同呵护好孩子的眼睛，强健孩子的体魄，给孩子们一个光明、幸福的未来，为培养德智体美劳全面发展的社会主义建设者和接班人、培养担当民族复兴的时代新人做出积极贡献。

结 语

◆

　　总体而言，我国儿童青少年近视和高度近视患病率增加的直接原因在很大程度上是教育压力的增加和儿童户外时间的减少造成的。随着日益加快的工业化和城市化步伐，我们很难在短期内通过根本性的社会变革彻底扭转这一社会现实。然而，通过对教育、家庭等方面的具体实践做出一定程度的改善，以减少孩子们的近距离学习时间和对孩子户外活动的剥夺，特别是针对低龄儿童，是我们完全可以做到的。

　　要想达到上述目标，我们还有很多的工作要做：进一步完善社会共管体系，提升健康理念，构建健康管理服务体系。健全政府牵头、教育主导、科研指导、公益服务、社会共治的工作机制。完善学生视力健康基本公共卫生服务体系、智慧化学校学生视力健康管理体系。形成全周期、全过程、全方位的综合干预管理。

　　促进儿童青少年视力健康，既是当务之急，又是长远之计。学生视力健康管理工作要面向社会，立足全局，抓住根源，谋划长远，以学生近视防控工作为突破口，探索全领域学生健康管理体系覆盖，促进学生身心健康、体魄强健、全面发展，不断推进教育强国和健康中国建设。

附 录

附录 1

◆

综合防控儿童青少年近视大事记
（2018—2022年）

- 2018年8月28日，中共中央总书记、国家主席、中央军委主席习近平作出重要指示，强调我国学生近视呈现高发、低龄化趋势，严重影响孩子们的身心健康，这是一个关系国家和民族未来的大问题，必须高度重视，不能任其发展。要结合深化教育改革，拿出有效的综合防治方案，并督促各地区、各有关部门抓好落实。全社会都要行动起来，共同呵护好孩子的眼睛，让他们拥有一个光明的未来。

- 2018年8月30日，教育部、国家卫生健康委员会等八部门联合印发《综合防控儿童青少年近视实施方案》，明确了家庭、学校、医疗卫生机构、学生、政府相关部门应采取的防控措施，明确8个部门防控近视的职责和任务，印发贯彻落实《实施方案》部门分工方案和教育部司局分工方案。

- 2018年9月7日，教育部、国家卫生健康委员会等八部门联合召开贯彻落实《综合防控儿童青少年近视实施方案》专题座谈会，教育部原党组书记、部长陈宝生，国家卫生健康委员会副主任王贺胜出席座谈会并讲话，教育部党组成员、副部长田学军主持座谈会。陈宝生要求，要以习近平新时代中国特色社会主义思想为指引，坚决贯彻落实习近平总书记关于学生近视问题的重要指示批示精神，抓紧推进综合防控儿童青少年近视重点任务，向党中央、国务院和广大人民群众交上一份满意的答卷。

- 2018 年 10 月 25 日，国家卫生健康委员会、教育部、财政部联合印发《关于开展 2018 年儿童青少年近视调查工作的通知〔2018〕932 号》（国卫办疾控函），核实各地 2018 年儿童青少年近视率。

- 2018 年 10 月 29 日，教育部在湖北省武汉市举办全国儿童青少年近视防控进展情况新闻发布会，组织采访团进行实地采访，总结推广各地在减轻学业负担、强化体育锻炼和户外活动、改善视觉环境、控制电子产品使用等方面取得的经验与成效，通过媒体广泛宣传，形成全社会防控近视的共识和行动。此前，在 6 月 6 日第 23 个"全国爱眼日"到来之际，教育部联合国家卫生健康委员会在湖北省武汉市开展全国青少年学生视力健康管理暨 2018 年学校卫生与健康教育工作集中调研，交流近视防控工作经验，部署近视防控工作重点任务。

- 2018 年 11 月 7 日，教育部办公厅印发《关于做好 2018 年全国儿童青少年近视防控试点县（市、区）和改革试验区遴选工作的通知》，决定从 2018 年起遴选和建设一批全国儿童青少年近视防控试点县（市、区）和全国儿童青少年近视防控改革试验区，加强和改进新时代儿童青少年近视防控工作，推动地方教育部门、学校和广大师生切实树立健康第一的教育理念。

- 2018 年 12 月，教育部等部门组成 10 个工作组赴各省（区、市）开展近视率核定现场抽查，督促各地按时完成近视率核定，进一步推进儿童青少年近视防控工作。

- 2018 年 12 月 28 日，教育部等九部门印发《中小学生减负措施的通知》（教基〔2018〕26 号），规范学校办学行为，严格校外培训机构管理，督促家庭履行教育监护责任，从源头上落实义务教育阶段学生近视防控举措。

- 2019 年 2 月 20 日，教育部办公厅印发《关于公布 2018 年全国儿童青少年近视防控试点县（市、区）和改革试验区遴选结果名单的通知》，命名北京市东城区等 84 个地区为全国儿童青少年近视防控试点县（市、区）、天津市北辰区等 29 个地区为全国儿童青少年近视防控改革试验区。

- 2019 年 2 月 26 日，教育部办公厅印发《关于遴选全国儿童青少年近视防控专家宣讲团成员的通知》，拟组建全国儿童青少年近视防控专家宣讲团，面向全国持续深入开展儿童青少年近视防控宣传教育工作。

- 2019 年 3 月 21 日，教育部印发《关于公布 2018 年度普通高等学校本科专业备案和审批结果的通知》，批准南开大学等 4 所高校增设眼视光医学专业，南京师范大学中北学院增设眼视光学专业，批准内蒙古医科大学等 26 所高校增设健康服务与管理专业。

- 2019 年 3 月 25 日，教育部和国家卫生健康委员会联合印发《关于开展 2019 年托幼机构、校外培训机构、学校采光照明"双随机"抽检工作的通知》，规范儿童青少年近视矫正、切实加强监管，开展 2019 年托幼机构、校外培训机构、学校采光照明"双随机"抽检，维护儿童青少年健康权益。

- 2019 年 3 月 26 日，国家卫生健康委员会、教育部等六部门联合印发《关于进一步规范儿童青少年近视矫正工作切实加强监管的通知》，要求从事儿童青少年近视矫正的机构或个人必须严格依法执业、依法经营，不得在开展近视矫正对外宣传中使用"康复""恢复""降低度数"等表述，不得违反中医药法规定冒用中医药名义或者假借中医药理论、技术欺骗消费者，谋取不正当利益。

- 2019 年 4 月 3 日，教育部、国家卫生健康委员会联合召开全国综合防控儿童青少年近视视频会议，进一步强化新时代综合防控儿童青少年近视工作。教育部原党组书记、部长陈宝生和国家卫生健康委员会党组书记、主任马晓伟出席会议并讲话，强调要认真学习领会习近平总书记重要指示精神，扎实贯彻落实《综合防控儿童青少年近视实施方案》，推动综合防控儿童青少年近视取得实效。

- 2019 年 4 月 29 日，国家卫生健康委员会举行 2018 年儿童青少年近视调查结果和近视防控工作发布会，公布我国儿童青少年近视率为 53.6%，其中 6 岁儿童为 14.5%，小学生为 36%，初中生为 71.6%，高中生为 81%。

● 2019 年 5 月 31 日，教育部印发《关于建立全国综合防控儿童青少年近视工作联席会议机制的函》，会同中央宣传部、国家卫生健康委员会、体育总局、财政部、人力资源和社会保障部、市场监管总局、广电总局、国家中医药管理局八部门，建立全国综合防控儿童青少年近视工作联席会议机制，领导全国综合防控儿童青少年近视工作，研究决定全国综合防控儿童青少年近视工作的宏观指导、统筹协调、综合管理等事项。

● 2019 年 6 月 27 日，教育部办公厅印发《关于公布全国综合防控儿童青少年近视专家宣讲团组成人员名单的通知》，遴选 85 名专家组成近视防控专家宣讲团，将组织宣讲与赴地方调研督导相结合，进一步完善机制建设，上下联动推进。

● 2019 年 7 月 18 日，教育部原党组书记、部长陈宝生参加"健康中国行动"（2019—2030 年）启动仪式，与国务院领导和相关部门主要负责同志共同启动"健康中国行动"。教育部副部长钟登华代表教育部发出《重视近视防控守护儿童青少年健康》倡议。

● 2019 年 7 月 25 日，教育部原党组书记、部长陈宝生参加全国推进健康中国行动电视电话会议并作专题发言，将持续推进近视防控作为实施中小学健康促进行动的重要内容。

● 2019 年 9 月 3 日前，经国务院授权，教育部、国家卫生健康委员会与各省（区、市）人民政府和新疆生产建设兵团完成签订《全面加强儿童青少年近视综合防控工作责任书》，明确职责任务，压实主体责任。

● 2019 年 9 月 20 日，教育部在北京举办全国综合防控儿童青少年近视专家宣讲团集体备课，85 名宣讲团专家参加备课，研究讨论下一阶段宣讲团工作，修订宣讲团宣讲大纲和课件。

● 2019 年 9 月 27 日，全国综合防控儿童青少年近视工作联席会议机制第一次会议召开，联席会议召集人、教育部原党组书记、部长陈宝生，国家卫生健康委员会副主任于学军出席会议并讲话。会议总结成员单位和各省（区、市）人民政府一年来综合防控儿童青少年近视工作进展，审议并原则通过《全国综合防控儿童青少年近视工作评议考核办法》，研究部署下阶段工作。

- 2019 年 10 月 16 日前，在教育部牵头指导下，各省（区、市）均出台了省级综合防控儿童青少年近视实施方案。

- 2019 年 10 月，国家卫生健康委员会组织制定《儿童青少年近视防控适宜技术指南》，科学规范开展近视防控工作，要求对 0 至 6 岁儿童和中小学生进行定期视力检查，建立儿童青少年视力健康档案，确保"一人一档"，并于 2021 年 10 月发布更新版。

- 2020 年 2 月至 3 月，教育部发布中小学生和家长疫情防控期间居家学习生活建议，印发《关于加强"三个课堂"应用的指导意见》《关于疫情防控期间以信息化支持教育教学工作的通知》，要求各校科学有序实施线上教学，为学生提供符合用眼卫生要求的学习环境和设施，指导家长督促儿童青少年科学规范使用电子产品，严控在线时长。

- 2020 年 5 月，教育部牵头完善全国综合防控儿童青少年近视工作联席会议机制，邀请科技部、国家医保局、共青团中央、全国妇联、民政部、中国科学院六部门加入，成员单位由 9 个增至 15 个，向联席会议机制成员单位征集 14 个供联席会议机制研究的选题。

- 2020 年 5 月 21 日，教育部印发《关于做好教育系统 2020 年全国"爱眼日"宣传教育工作的通知》，要求各省级教育部门面向儿童青少年和家长宣传普及眼健康科学知识，增强学校、学生和家长重视眼健康的意识，持续推进综合防控儿童青少年近视工作。

- 2020 年 6 月 4 日，教育部应对新冠肺炎疫情工作领导小组办公室委托有关专家提出《常态化防控新冠肺炎疫情前提下学校文明卫生、绿色健康生活方式倡导》，引导儿童青少年掌握爱眼护眼常识，学会识别不良用眼环境，主动选择有益眼健康的环境。

- 2020 年 6 月 15 日，教育部召开新冠肺炎疫情防控与儿童青少年视力专题调研视频会议，部署在 9 个省份开展儿童青少年用眼和近视防控调研，科学把握疫情对儿童青少年视力健康的影响。

- 2020 年 8 月 5 日，教育部、国家卫生健康委员会和国家体育总局联合印发《全国综合防控儿童青少年近视工作评议考核办法（试行）》，面向各省（区、市）人民政府和新疆生产建设兵团开展 2019 年度儿童青少年近视工作评议考核，推动各地切实落实综合防控儿童青少年近视相关政策要求。

- 2020 年 8 月 31 日，教育部召开"积极谋划对策主动应对疫情对儿童青少年近视防控影响"专题视频研讨会，7 位全国综合防控儿童青少年近视专家宣讲团负责人参加视频会议，研究应对疫情对近视防控影响的相关对策。

- 2020 年 9 月 15 日，教育部印发《关于开展近视防控宣传教育月活动的通知》，明确今后每年将以春季学期的 3 月和秋季学期的 9 月作为近视防控宣传教育月，部署各地和学校在 2020 年 9—10 月开展以"克服疫情不利影响，持续推进近视防控"为主题的近视防控宣传教育月活动。

- 2020 年 9 月 25 日，全国综合防控儿童青少年近视工作联席会议机制第二次会议在北京召开，联席会议召集人、教育部原党组书记、部长陈宝生出席会议并讲话。会议总结评估《综合防控儿童青少年近视实施方案》印发两年来的进展与成效，研究应对新冠肺炎疫情对近视防控影响，部署下一步工作。

- 2020 年 10 月 14 日，教育部办公厅印发《关于组织安排综合防控儿童青少年近视专题研讨班的通知》，决定 2020 年组织安排九期综合防控儿童青少年近视专题研讨班，研讨加强和改进新时代儿童青少年近视防控工作、学校卫生与健康教育工作。

- 2020 年 10 月 16 日，全国综合防控儿童青少年近视专家宣讲团举行第二次集体备课，总结宣讲团成立一年多来的工作进展与成效，研究应对新冠肺炎疫情对近视防控工作的影响，部署下一阶段宣讲工作安排，进一步完善宣讲大纲。

- 2020 年 10 月 20 日，教育部综合防控儿童青少年近视专题研讨班（第一期）在国家教育行政学院顺利开班，100名来自全国各省份地市级教育局负责人进行为期一周的专题学习研讨。

- 2020年12月8日，教育部综合防控儿童青少年近视专题研讨班（第二期）在国家教育行政学院顺利开班，100多名全国各地中小学校长、部分地区教育部门和卫生保健机构负责人等进行为期一周的专题学习研讨。此后陆续举办了第三至第九期综合防控儿童青少年近视专题研讨班，820余名省、市、县三级教育部门负责人和中小学校长和幼儿园园长、校医参加培训。

- 2020年11月4日，教育部办公厅印发《关于做好2020年全国儿童青少年近视防控试点县（市、区）和改革试验区遴选工作的通知》，在2019年认定一批试点县（市、区）和改革试验区的基础上，继续遴选和建设一批全国儿童青少年近视防控试点县（市、区）和改革试验区，进一步推动地方党委和政府加强新时代儿童青少年的近视防控工作。

- 2020年11月9日，教育部印发《关于开展新冠肺炎疫情对儿童青少年视力影响第二次调研的通知》，进一步把握新冠肺炎疫情防控常态化下儿童青少年视力健康变化情况。

- 2020年，教育系统"奋进之笔"项目实施以来，教育部指导甘肃、山西、江苏、浙江、天津、北京、上海7省市深入贯彻习近平总书记关于学生近视问题的重要指示精神，高度重视儿童青少年近视防控工作，将"实现地方儿童青少年近视率下降目标"作为"奋进之笔"厅长（主任）挂号项目，把降低儿童青少年近视率作为教育综合改革的重点任务，稳步推进综合防控儿童青少年近视工作取得积极进展。

- 2020年，据国家卫生健康委员会核定，2019年全国儿童青少年总体近视率为50.2%，比2018年的53.6%下降了3.4个百分点，完成了《综合防控儿童青少年近视实施方案》要求的全国儿童青少年总体近视率每年下降0.5个百分点的防控目标。

- 2021年2月20日，国家卫生健康委员会印发强制性国家标准《儿童青少年学习用品近视防控卫生要求》（GB40070—2021），要求于2022年

3 月 1 日起正式实施。指导教育信息技术标准委员会组织专家团队研制《信息化教学环境视听技术规范》（T/CAET 001—2022），并于 2022 年 6 月 1 日发布，于 2022 年 8 月 1 日起正式实施，其中规定了各级各类学校信息化教学环境中影响视觉、听觉健康的建筑物理设计和系统配置要求。

- 2021 年 3 月 3 日，教育部办公厅印发《关于开展 2021 年春季学期近视防控宣传教育月活动的通知》，部署在 2021 年 3 月开展春季学期主题为"共同呵护好孩子的眼睛，让他们拥有一个光明的未来"的近视防控宣传教育月活动。

- 2021 年 3 月 8 日，国家卫生健康委员会办公厅印发《关于成立国家儿童青少年视力健康管理专家咨询委员会的通知》（国卫办疾控函〔2021〕122 号），组织专业力量为儿童青少年视力健康管理工作提供咨询和专业指导，探索、发现和推荐视力健康适宜技术和典型经验，开展近视防控科普宣传等。

- 2021 年 3 月，市场监督管理总局、国家标准化管理委员会发布强制性国家标准《儿童青少年学习用品近视防控卫生要求》。国家标准规定与近视防控相关的教科书、教辅材料、学习用杂志、课业簿册、考试试卷、学习用报纸、学龄前儿童学习读物、普通教室照明灯具、读写作业台灯和教学多媒体等儿童青少年学习用品的卫生要求。该国家标准将在 2022 年正式实施。

- 2021 年 3 月，教育部、国家卫生健康委员会、体育总局、市场监管总局等部门开展 2019 年度全国综合防控儿童青少年近视评议考核工作，考核内容包括 11 个评议考核项目、34 个具体评议考核要点，全面考核各省份 2019 年度儿童青少年近视防控工作整体推进情况。

- 2021 年 3 月 31 日，全国综合防控儿童青少年近视工作联席会议机制第 3 次会议在教育部召开。联席会议召集人、教育部原党组书记、部长陈宝生和联席会议副召集人、国家卫生健康委员会党组成员、副主任李斌出席会议并讲话，联席会议副召集人、教育部党组成员、副部长钟登华主持会议。会议审议通过《儿童青少年近视防控光明行动工作方案（2021—2025年）》和《2021年全国综合防控儿童青少年近视重点工作计划》，部署2021年及下一阶段工作。

- 2021年4月2日，教育部在四川省成都市召开全国综合防控儿童青少年近视暨学校卫生与健康教育工作现场会，教育部党组成员、副部长钟登华出席会议并讲话。会议交流地方典型经验做法，逐级精准落实近视防控相关政策要求。

- 2021年4月28日，全国综合防控儿童青少年近视专家宣讲团举行第三次集体备课，研讨下阶段宣讲素材，交流各地近视防控宣讲工作有益经验。宣讲团专家认真研讨了"0～6周岁学前教育阶段、7～12周岁小学阶段、13～18周岁中学阶段3个学段近视防控指引"，围绕宣讲模式创新、科普发展趋势等主题作了专题发言。

- 2021年4月30日，教育部等十五部门联合印发《儿童青少年近视防控光明行动工作方案（2021—2025年）》，明确了到2025年每年儿童青少年近视防控的目标，明确了引导学生自觉爱眼护眼、减轻学生学业负担、强化户外活动和体育锻炼、科学规范使用电子产品、落实视力健康监测、改善学生视觉环境、提升专业指导和矫正质量、加强视力健康教育等八个专项行动主要任务。

- 2021年5月7日，教育部办公厅印发了《关于公布2020年全国儿童青少年近视防控试点县（市、区）和改革试验区遴选结果名单的通知》，认定并命名北京市西城区等58个地区为2020年全国儿童青少年近视防控试点县（市、区），天津市河北区等16个地区为2020年全国儿童青少年近视防控改革试验区，浙江省温州市为2020年全国儿童青少年视力健康管理先行示范区。至此，共公布全国儿童青少年近视防控试点县（市、区）142个、全国儿童青少年近视防控改革试验区45个、全国儿童青少年视力健康管理先行示范区1个、全国儿童青少年视力健康管理示范区1个。

- 2021年5月11日，教育部召开新闻通气会，介绍《儿童青少年近视防控光明行动工作方案（2021—2025 年）》、2021 年全国综合防控儿童青少年近视重点工作、《学前、小学、中学等不同学段近视防控指引》有关情况。

- 2021 年 5 月 15 日，由教育部主办的 2021 年"师生健康 中国健康"主题健康教育活动暨儿童青少年近视防控光明行动（2021—2025 年）全国启动仪式在北京大学五四体育中心体育场举行。

- 2021 年 5 月 18 日，教育部、国家卫生健康委员会联合印发《关于开展 2021 年托幼机构、校外培训机构、学校采光照明"双随机"抽检工作的通知》，进一步规范儿童青少年视觉健康环境，切实加强监管，维护儿童青少年健康权益。

- 2021 年 5 月 20 日，教育部联合国家卫生健康委员会印发《关于开展 2021 年全国"爱眼日"活动的通知》，要求各地教育、卫生健康部门广泛开展科普宣传活动，重点关注儿童青少年和老年人两个群体，全方位科普眼病防控知识，提高眼健康知晓度。

- 2021 年 5 月 21 日，教育部印发《关于做好教育系统 2021 年全国"爱眼日"宣传教育工作的通知》，要求各省级教育部门面向儿童青少年和家长宣传普及眼健康科学知识，深化宣传教育，掌握不同学段儿童青少年近视防控要点，增强学校、学生和家长重视眼健康的意识，持续推进综合防控儿童青少年近视工作。

- 2021 年 5 月 26 日，教育部办公厅印发《学前、小学、中学等不同学段近视防控指引》，深化宣传教育，进一步明确不同学段儿童青少年近视防控要点，着力提高儿童青少年用眼行为改进率和近视防控知识知晓率。

- 2021 年 6 月 2 日，教育部向家长、校长、老师、学生和社会各界发出《全国儿童青少年近视防控光明行动倡议书》，呼吁全社会都关注孩子眼健康，杜绝"电子保姆"，坚持"一增一减"，积极推广近视防控科普知识，社会合力攻坚。

- 2021 年 6 月 7 日，教育部印发《关于做好中小学生定期视力监测主要信息报送工作的通知》，要求从 2021 年秋季学期开始，全国中小学校每年需开展两次视力监测并上报，要求各地教育部门按标准配备校医，配备视力监测检查设备，保障开展中小学生和幼儿视力监测工作。

- 2021 年 7 月 13 日，国家卫生健康委员会召开新闻发布会，公布 2020 年我国儿童青少年总体近视率为 52.7%，其中 6 岁儿童为 14.3%，小学生为 35.6%，初中生为 71.1%，高中生为 80.5%。2020 年总体近视率较 2019 年的 50.2% 上升了 2.5 个百分点，但与 2018 年的 53.6% 相比，仍下降了 0.9 个百分点，基本达到《综合防控儿童青少年近视实施方案》要求的全国儿童青少年总体近视率每年下降 0.5 个百分点的防控目标。

- 2021 年 7 月 16 日，全国综合防控儿童青少年近视专家宣讲团在海口举行研讨活动，总结专家宣讲团成立以来的工作进展和成效，研讨综合防控儿童青少年近视"中国模式"。全国综合防控儿童青少年近视专家宣讲团成立两年多来，研制了 4 类宣讲大纲和配套课件，举行了 3 次集体备课会议，开展线上线下宣讲 3600 余场，人均宣讲次数 42 场，制作各类媒体素材 450 余个，出版近视防控相关专著、科普书籍 22 册，制作动漫素材 200 余集，助推社会形成近视防控氛围。

- 2021 年 7 月 17 日，全国大学生近视防控宣讲团联盟正式成立。首批联盟学校包括北京大学、复旦大学、同济大学等综合类院校 14 所，中国医科大学、山东中医药大学等医学类院校 23 所，浙江工贸职业技术学院、曲靖医学高等专科学校等高职高专院校 13 所。

- 2021 年 7 月 21 日，教育部指导全国综合防控儿童青少年近视专家宣讲团发布 2021 年暑假中小学生和幼儿护眼要诀，倡导广大中小学生和幼儿在假期科学合理安排好生活、学习，科学健康护眼。

- 2021 年 7 月 22 日，教育部、国家卫生健康委员会、国家体育总局、市场监管总局联合印发《关于开展 2020 年度全国综合防控儿童青少年近视工作评议考核的通知》，面向各省级人民政府部署开展 2020 年度全国综合防控儿童青少年近视工作评议考核。

- 2021 年 8 月 10 日，教育部、国家卫生健康委员会、国家体育总局、市场监管总局联合印发《关于反馈 2019 年度全国综合防控儿童青少年近视工作评议考核情况的函》，向各省级人民政府反馈 2019 年度全国综合防控儿童青少年近视工作评议考核情况。

- 2021 年 8 月 17 日，教育部印发《〈儿童青少年近视防控光明行动工作方案（2021—2025 年）〉部际分工方案》，各部门合力开展儿童青少年近视防控光明行动，健全完善儿童青少年近视防控体系。

- 2021 年 8 月 24 日，教育部印发《关于遴选第二届全国儿童青少年近视防控宣讲团成员的通知》，组建专家、教育部门负责人、校长（园长）、家长等四类全国儿童青少年近视防控宣讲团，不断扩大宣讲范围，提高宣讲成效。

- 2021 年 8 月 24 日，教育部印发《关于开展第 3 个近视防控宣传教育月活动的通知》，部署在 2021 年 9 月开展秋季学期主题为"共同呵护好孩子的眼睛，让他们拥有一个光明的未来"的近视防控宣传教育月活动。

- 2021 年 8 月 30 日，教育部发布《综合防控儿童青少年近视实施方案》三周年工作进展综述。

- 2021 年 8 月 30 日，国家新闻出版署印发《关于进一步严格管理切实防止未成年人沉迷网络游戏的通知》（国新出发〔2021〕14 号）加强行业自律，防止未成年人沉迷网络游戏，切实保护未成年人身心健康。

- 2021 年 10 月 20 日，教育部、中宣部、中央网信办、工信部、公安部、市场监管总局等部门联合印发《关于进一步加强预防中小学生沉迷网络游戏管理工作的通知》（教基厅函〔2021〕41 号），对网络游戏企业向未成年人用户提供网络游戏服务的时段、时长等进行明确规定。探索实施适龄提示制度。要求网络游戏企业在游戏网页标明适合不同年龄段用户的提示，推动制定具体标准规范。

- 2022 年 1 月 4 日，国家卫生健康委员会印发《"十四五"全国视觉健康规划（2021—2025 年）》，到 2025 年，力争实现 0～6 岁儿童每年眼保健和视力检查覆盖率达到 90% 以上，儿童青少年视觉健康整体水平不断提升；有效屈光不正矫正覆盖率不断提高，高度近视导致的视觉损伤人数逐步减少。

- 2022年2月10日，教育部联合国家卫生健康委员会、市场监管总局印发《关于进一步规范校园视力检测与近视防控相关服务工作的通知》（教体艺厅函〔2022〕4号），切实维护儿童青少年健康和权益。

- 2022年2月23日教育部印发《关于加强综合防控儿童青少年近视宣讲工作的通知》（教体艺厅函〔2022〕6号），公布227名第二届全国儿童青少年近视防控宣讲团成员名单和50所全国大学生近视防控宣讲团联盟成员学校名单，积极推进近视防控宣讲工作。

- 2022年3月31日，教育部办公厅印发《2022年全国综合防控儿童青少年近视重点工作计划》（教体艺厅函〔2022〕14号），坚持切实增强合力、部门分工协作的原则，系统谋划和推进新时代儿童青少年近视防控工作，明确重点任务、责任部门和完成期限等，确保按时完成年度评议考核、近视率核定等儿童青少年近视防控工作的主要任务。

- 2022年7月25日，教育部印发通知部署遴选首批全国儿童青少年近视防控基地。

附录 2

全国学生视觉健康调研技术报告

本次调研于 2020 年 9 月启动，至 2023 年 4 月截止，在此期间实施调研、数据分析及政策研究工作。问卷调查对象涵盖小学生、初中生和高中生；校长、教师及学校卫生与健康教育行政管理人员。具体如下：

一、调研目的

为落实中央领导同志关于新冠疫情对儿童青少年健康教育和视力健康的重要批示，了解新冠疫情"停课不停学"期间学校对儿童青少年开展健康教育的方式、方法、内容、效果，以及面临的问题，进一步总结经验，更好地指导新冠疫情防控常态化条件下各地儿童青少年健康的相关工作。

二、调研对象

（一）调研省份

根据各地经济发展水平，兼顾地理方位，疫情期间学校在线教育普及度，以及近视防控试点县（市、区）4 个因素，原定北京、重庆、湖北、上海、黑龙江、河南、广东、福建、新疆、新疆生产建设兵团 10 个具有代表性的省份和直辖市开展本次调查。因受疫情零星散发的影响，原定地点未能全部成行，最终调研省份为北京市（东城区）、重庆市（南岸区、涪陵区）、湖北省武汉市（硚口区、江汉区、青山区、江岸区、东西湖区）、河南省洛阳市（西工区、洛龙区、新安县）、福建省泉州市（晋江市）、广东省广州市（荔湾区）6省市13个区县，共28所学校，覆盖幼儿园、小学、初中、高中4个学段。具体调研点校见表1。

表1 调研点校

调研省市	调研地区	学校名称
北京市	北京市东城区	景山学校（初中部、高中部）、分司厅小学、春江幼儿园
河南省	洛阳市西工区、洛龙区、新安县	洛阳市实验中学、洛阳市第八中学、洛阳市实验幼儿园、洛阳市新安县新城实验学校
重庆市	南岸区、涪陵区	广益中学、珊瑚鲁能小学、南坪实验幼儿园、重庆市第三十八中学、重庆市第十四中学、涪陵第二十中学、荔枝希望小学
福建省	泉州市晋江市	实验幼儿园、季延华侨中学（高中）、第六实验小学、罗山中学
广东省	广州市荔湾区	荔湾区协和幼儿园、广州市第一中学外国语学校（私立初中）、广州市真光中学（高中部）、荔湾区合兴苑小学
湖北省	武汉市硚口区、江汉区、青山区、江岸区、东西湖区	江汉区盛世红苗幼儿园、江汉区红领巾小学、青山区钢城四小、江岸区汉铁高中、硚口区第六十四中学顺道校区、东湖风景区华侨城小学

（二）调研样本

在各调查省份中选择1个地级市，选择1所幼儿园、1所小学、1所初中、1所高中。

三、抽样调查

学生调查：对所选学校（1所幼儿园的中班和大班、1所小学1～6年级、1所初中1～3年级、1所高中1～2年级）的学生开展问卷调查。

每所学校每个年级最少60人，尽量保证男女生各半。对全部被抽样学生进行问卷调查，小学4年级以下儿童问卷调查由家长或老师协助填写，4年级及以上问卷由学生本人填写。实地访谈：近视防控改革试验区的访谈对象为各地教育部门近视防控相关负责同志，中小学卫生保健所相关负责同志；学校访谈对象为学校校长、体育教师、健康教育教师、校医，及学校卫生健康相关管理干部。访谈形式为问卷调查＋座谈。对所选学校校长、体育教师、健康教育教师、校医及学校卫生健康相关管理干部进行问卷调查。（具体见附录3～附录6）

四、问卷回收情况

根据上述抽样方案执行调查。现场问卷质量控制由调研人员严格把关，调查问卷真实有效，经调研人员复核调查问卷完整性后，方可提交问卷。个别地区采用电子问卷的，经过数据清洗后保留符合要求的问卷。最终问卷调查的学生总人数为6098，回收问卷6054份，回收率99.3%。问卷调查学校相关教职人员总人数为522，回收问卷502份，回收率96.2%。

附录 3

◆

学校近视防控开展情况座谈提纲

一、作为近视防控改革试验区所在的学校，贵校在近视防控方面有哪些特色举措？效果如何？

二、新冠疫情出现之后，全国儿童青少年近视增长率高达11.7%，学校已经做了和准备做哪些措施来应对？效果如何？学生、家长反响如何？

三、学校在疫情居家"停课不停学"期间是否开展了健康教育工作？具体有哪些？效果如何？

四、学校在疫情常态化防控条件下总结了哪些经验？还面临哪些挑战？有哪些需要解决的问题？

五、学校是否能够满足教育部发布的《新冠肺炎疫情防控技术方案》中的要求？如不能完全满足，主要在哪些方面存在困难？

六、学校针对学生体质健康提升有哪些具体要求和举措？

七、学校如何提升学生的运动兴趣？

八、学校在学生的体育与健康方面，包括体育、卫生、饮食、作息等方面有哪些举措？

附录4

◆

学生视力健康管理校长访谈提纲

一、与 2021 年相比，贵校学生近视率的变化趋势是降低还是增长？变化率是多少？

二、您认为防控学生近视行之有效的举措有哪些？

三、关于学生视力健康管理工作的内容您有何想法？

四、关于学生视力健康管理工作的范围、权责您有何想法？

五、关于学生视力健康管理工作的经费、人员、资源配备您有何想法？

六、关于学生视力健康管理工作的评价、考核方式和方法您有何想法？

七、贵校在"家—校—社"协同中有哪些经验？

八、您认为学校对家长开展视力健康教育是否必要？是否能够起到良好的作用？是否存在困难？

九、您认为近视防控专家进校园的教育形式（培训学生或者教师）是否必要？效果如何？是否会继续邀请专家进校园培训？

十、关于学生视力健康管理工作，您还有哪些意见和建议？

附录5

◆

学校视力健康管理工作自评问卷

请为本校开展的以下工作内容进行0～5分的打分，0分最低，代表完全没有开展该项工作；5分最高，代表满分。您的打分可根据实际情况，在0～5分之间选择。

1. 成立了校近视防控工作组，明确了各部门与相关组员的工作职责。

A. 0分；B. 1分；C. 2分；D. 3分；E. 4分；F. 5分

2. 定期组织召开了近视防控工作专题研讨会，及时总结工作经验，开展阶段性效果评估。

A. 0分；B. 1分；C. 2分；D. 3分；E. 4分；F. 5分

3. 将近视防控工作纳入了学校年度工作计划，并制定了相关实施方案。

A. 0分；B. 1分；C. 2分；D. 3分；E. 4分；F. 5分

4. 将学生近视防控工作纳入了学校绩效考核，每年底对年级、班级近视率与近视新增率等相关指标进行排名。

A. 0分；B. 1分；C. 2分；D. 3分；E. 4分；F. 5分

5. 加强学校健康教育主阵地建设，有健康教育课程（含体育与健康课中的健康教育），重视近视防控科普宣传。

A. 0分；B. 1分；C. 2分；D. 3分；E. 4分；F. 5分

6. 使用经主管部门审核后统一下发的宣教资料，利用各类宣传媒体与平台开展宣教活动。

A. 0 分；B. 1 分；C. 2 分；D. 3 分；E. 4 分；F. 5 分

7. 组建了专（兼）职宣教队伍，开展专项知识与技能培训。落实每学期上 2 堂视力健康教育课、办 2 期校园宣传栏、开展 1 次宣教活动。

A. 0 分；B. 1 分；C. 2 分；D. 3 分；E. 4 分；F. 5 分

8. 加强了学校卫生室（保健室）建设，开展了校医和保健教师专业能力提升培训。

A. 0 分；B. 1 分；C. 2 分；D. 3 分；E. 4 分；F. 5 分

9. 配备了近视防控基础设施、设备，开展日常近视监测筛查。

A. 0 分；B. 1 分；C. 2 分；D. 3 分；E. 4 分；F. 5 分

10. 落实了每学期 2 次的视力及相关危险因素监测，监测结果与干预建议及时告之家长。

A. 0 分；B. 1 分；C. 2 分；D. 3 分；E. 4 分；F. 5 分

11. 采取措施改善学校教学设施和环境，配备符合标准的可调节课桌椅等，消除"大班额"现象。

A. 0 分；B. 1 分；C. 2 分；D. 3 分；E. 4 分；F. 5 分

12. 严格按照普通中小学校建设标准、中小学校设计规范等国家标准，落实教室、宿舍、图书馆（阅览室）等采光和照明要求，使用利于视力健康的照明设备，学校教室照明等设施以及教材、考试试卷等用品相关国家标准达标率为 100%。

A. 达标率 49% 以下，0 分；B. 达标率 50%～79%，1 分；C. 达标率 80%～89%，2 分；D. 达标率 90%～99%，3 分；E. 达标率 100%，4 分

13. 落实教育部等九部门印发的中小学生减负措施，控制书面作业总量，指导学生实践锻炼。

A. 0 分；B. 1 分；C. 2 分；D. 3 分；E. 4 分；F. 5 分

14. 严格落实国家体育与健康课程标准，每天安排 30 分钟大课间活动，保障学生在校时每天 1 小时以上户外活动，保障学生课间到教室外活动，规范开展每天上、下午各 1 次眼保健操，实施学生体育家庭作业

制度。

A. 0 分；B. 1 分；C. 2 分；D. 3 分；E. 4 分；F. 5 分

15. 加强体育与健康课程师资队伍建设，完善学校体育、健康教育场地设施，落实学校健康教育的内容和要求。

A. 0 分；B. 1 分；C. 2 分；D. 3 分；E. 4 分；F. 5 分

16. 加强面向家长的健康教育，增强家长近视防控意识，做好家庭近视防控工作，安排、督促孩子每天进行户外活动或体育锻炼。

A. 0 分；B. 1 分；C. 2 分；D. 3 分；E. 4 分；F. 5 分

17. 倡导家长增加陪伴孩子户外活动时间，减少陪伴时电子产品的使用，引导孩子科学使用电子产品。

A. 0 分；B. 1 分；C. 2 分；D. 3 分；E. 4 分；F. 5 分

18. 学校本着按需原则合理使用电子产品，使用电子产品开展教学时长原则上不超过教学总时长的 30%，布置作业不依赖电子产品，原则上采用纸质作业。

A. 0 分；B. 1 分；C. 2 分；D. 3 分；E. 4 分；F. 5 分

19. 开展学生视力健康定期筛查工作，视力健康电子档案建档率达到100%。

A. 0 分；B. 1 分；C. 2 分；D. 3 分；E. 4 分；F. 5 分

20. 建立了学生视力健康管理大数据库，通过综合统计分析数据结果，科学指导近视防控工作。

A. 0 分；B. 1 分；C. 2 分；D. 3 分；E. 4 分；F. 5 分

21. 杜绝商业进校园开展视力监测或发放近视广告、开展商业宣传等活动。

A. 0 分；B. 1 分；C. 2 分；D. 3 分；E. 4 分；F. 5 分

22. 与 2021 年相比，学生近视率有所下降。

A. 近视率增长 1% 以上，0 分；B. 近视率增长 1% 以下，1 分；C. 近视率没有增长也没有降低，2 分；D. 近视率降低 1% 以下，3 分；E. 近视率降低 1% 以上，4 分

附录6

◆

学生视力健康行为调查问卷

（调研对象小学 4～6 年级；初中初二；高中高一）

亲爱的同学，你好！

　　本调查问卷旨在对学生的视力健康及其影响因素做一个全面的了解和评估，是开展学生视力健康管理的重要工作环节。你的回答将帮助我们了解和改善儿童青少年视力健康状况，并为我们后续设计健康教育课程内容提供依据。请你根据自己的实际情况如实回答下列问题，你的回答是匿名且将被完全保密。谢谢你的配合和支持！

一、一般资料

　　指导语：请你根据问题选择符合自身情况的选项，或者直接在"＿＿"上填写答案。

　　1. 你所在城市＿＿＿＿＿＿＿。

　　2. 你学校所在地＿＿＿＿＿＿＿＿。①城　②乡

　　3. 你的性别：①男　②女

　　4. 你目前就读的年级是＿＿＿＿＿。①小学　②初中　③高中

　　5. 你的身高＿＿＿＿＿＿cm。

　　6. 你的体重＿＿＿＿＿＿kg。

二、日常健康行为

7. 你一周能保证几天规律的一日三餐?

①无法保证　　②2～3 天　　③4～5 天　　④6～7 天

8. 请将膳食宝塔中各部分所代表的食物种类与下面选项进行匹配（图略）:

①蔬菜水果类　　②盐油　　③奶及奶制品，大豆及坚果类

④谷薯类（如水稻、小麦、红薯等）　⑤畜禽肉类、水产品、蛋类

9. 你认为以下哪种食物有利于保护视力?

①大米　　②橘子　　③胡萝卜　　④黄瓜

10. 你认为应该如何安排一日三餐，才有利于青少年健康成长?

①无所谓，不管怎么吃，都是这一天里吃的

②早餐很重要但吃不多，中午可以多吃点

③早中晚三餐的能量摄入，应该分别是全天的 30%、40%、30%

④学习了一天，父母做了丰富的晚餐，晚餐可以多吃

11. 目前市面上有各种各样的饮品可以选择，请分析以下哪种饮品最健康，可以经常喝:

①白开水　②乳饮料　③果汁　④可乐

12. 学校开设了有关健康饮食的选修课，你比较感兴趣，可是父母却认为课业学习应该是第一重要的。你会坚持选这门选修课吗?

①会，因为这门课有利于自己的健康

② 不会，这门课会挤掉做功课的时间

13. 你是否有挑食、偏食的习惯?

①否　　②是

14. 你是否有喜欢吃甜食、油炸食物的习惯?

①每周＜2 次　②每周 3～4 次　③每天 1 次　④每天 1 次以上

15. 你平时是否注意补充富含维生素 A、维生素 D 的食品，如牛奶、

胡萝卜、菠菜、动物肝脏、杏、豆制品？

①经常　　②有时　　③较少　　④很少

16. 你平均每天静坐（如听课、打游戏、看电视等）的时长是：

①4 小时以下　　②4～6 小时　　③7～10 小时

④10～14 小时　　⑤14 小时以上

17. 你平均每天的睡眠时长是：

①＜8 小时　②≥8 小时　③8～9 小时（不包含 9 小时）

④9～10 小时（包含 9 小时）　⑤≥10 小时

18. 你认为自己的体重状况如何？

①正常，标准　　②过瘦　　③过胖　　④不清楚，无所谓

19. 你认为保持良好体重的方法是什么？（可多选）

①保持体育锻炼的习惯

②注意营养均衡

③睡眠充足

④作息规律

⑤不吃或少吃零食

⑥保持积极的心理

⑦刻意减少食物摄入量

⑧不吃主食

20. 你对自己的身体状况（包括对外貌、体重、体型和体态的综合判断）满意吗？

①非常满意

②基本满意

③不太满意

④非常不满意

⑤不清楚，无所谓

三、视觉环境与行为

21. 眼睛容易累，有眼胀、干涩、酸疼的感觉	从不□	有时□	经常□	
22. 眼外伤史	无□	有□		
23. 父亲（近视 50～300 度为低度近视；近视 300～600 度为中度近视；近视 600 度以上为高度近视）	视力正常□	远视或轻中度近视□	高度近视□	不清楚□
24. 母亲（近视 50～300 度为低度近视；近视 300～600 度为中度近视；近视 600 度以上为高度近视）	视力正常□	远视或轻中度近视□	高度近视□	不清楚□
视觉环境				
25. 学习环境光线过暗时，是否及时开启人工照明	是□	有时□	否□	
26. 学习环境光线过暗时，台灯和屋顶灯是否同时开启	是□		否□	
27. 学习用台灯是否放置在握笔手的对侧	是□		否□	
28. 学习环境的采光照明是否明亮、柔和、不刺眼，感觉舒适	是□		否□	
29. 学习时桌面光线是否经常有其他物品遮挡	否□	有时□	是□	
30. 学习用桌椅高度是否与身高相匹配?（指两脚平放地面时，大腿与小腿基本垂直。两臂自然下垂时，上臂与小臂基本垂直）	是□		否□	
视觉行为				
31. 是否经常在运动的状态下（走路、乘车）看书或电子产品	基本不□		有时□	是□
32. 每天做家庭作业的时间	1 小时□	1～2 小时□	2～3 小时□	3 小时以上□
33. 读书、写字时是否保持正确的握笔、读写姿势?（手指离笔尖 3 厘米；眼离书本 33 厘米；胸离桌边一拳）	是□		有时□	否□

34. 持续读书、写字40分钟后，是否休息眼睛（运动、远跳等）	是□（＞10分钟）	是□（＜10分钟）	有时□	基本不□
35. 使用平板电脑或智能手机的目的是什么	基本不看□	完成作业□		玩游戏或看视频、看书、聊天等□
36. 非节假日平均每天使用掌上视频（用手机、平板电脑等）多长时间	基本不看□	≤0.5 小时□	0.5～1 小时□	＞1 小时□
37. 节假日或寒暑假期间平均每天使用掌上视频（如手机、平板电脑等）多长时间	基本不看□	≤0.5 小时□	0.5～1 小时□	＞1 小时□
38. 连续使用掌上视频（手机、平板电脑等）10～15分钟后，是否休息眼睛（运动、远跳等）	是□（＞10分钟）	是□（＜10分钟）	有时□	基本不□
39. 非节假日平均每天看电视、投影多长时间	基本不看□	＜0.5 小时□	0.5～1 小时□	＞1 小时□
40. 节假日或寒暑假期间平均每天看电视、投影多长时间	基本不看□	＜1 小时□	1～2 小时□	＞2 小时□
41. 看电视时眼睛与屏幕的距离是多少	不看或3米以上□	2～3 米□		＜2 米□
42. 看电脑时眼睛与屏幕的距离是多少	基本不看□	＞50 厘米□	40～50 厘米□	＜40 厘米□
43. 连续看电视40分钟后，是否休息眼睛（运动、远跳等）	是□（＞10分钟）	是□（＜10分钟）	有时□	基本不□
44. 连续看电脑30分钟后，是否休息眼睛（运动、远跳等）	是□（＞10分钟）	是□（＜10分钟）	有时□	基本不□
健眼运动				
45. 每周是否坚持户外阳光下运动	≥6 天□	4～5 天□	2～3 天□	≤1 天□
46. 每天户外阳光下运动能达到多长时间	≥2 小时□	1～2 小时□	＜1 小时□	基本不□
47. 每天是否坚持做眼保健操或眼肌运动操	是□	有时□		基本不□
48. 是否经常进行乒乓球、羽毛球等小球类运动，锻炼眼肌或进行眼肌训练	经常□（每周≥3次）	有时□（每周2次）	较少□（每周1次）	很少□